Officially Noted

9-19-18

stain on bottom edge

Sus signos
de fertilidad

Sus signos de fertilidad

Aprenda a conocerlos y utilizarlos para lograr o evitar el embarazo en forma natural

MERRYL WINSTEIN

Traducción
Rosario Camacho Koppel

SMOOTH STONE PRESS

PO Box 19875
St. Louis, Missouri, USA 63144

Smooth Stone Press, PO Box 19875, St. Louis, Missouri, USA 63144

$ 12.95 USA   ISBN Paperback 0-9619401-5-8

Número de catálogo de biblioteca: 613.9434

Dirección editorial, María del Mar Ravassa G.
Edición, Patricia Torres Londoño
Diseño de cubierta y diagramación, María Clara Salazar
Ilustraciones, Patricia Rodríguez & Merryl Winstein
Fotografía de cubierta, Superstock

Impreso en los E.U.A.
1996

Todo el mundo sabe que las lágrimas indican tristeza, y que el sudor manifiesta que el cuerpo tiene calor. En forma igualmente natural, el moco cervical viscoso de una mujer es signo de fertilidad e indica cuándo puede quedar embarazada.

Leer los sencillos signos de fertilidad de su cuerpo requiere sólo unos pocos momentos al día. Y sabiéndolos interpretar, usted podrá tener una mayor consciencia de su propio cuerpo, podrá concebir a sus hijos con amor, o podrá evitar naturalmente la concepción, según su decisión.

CONTENIDO

MENSAJE A LAS LECTORAS

He escrito este libro para facilitar a las mujeres la comprensión y el uso de sus signos de fertilidad. Pero quiero enfatizar que este es un libro educativo, no un libro médico. Cuando tengan algún problema o algún interrogante relacionado con su salud, asegúrense de consultar a su médico.

Quiero que sean conscientes de que, tal como ocurre con la píldora, el diafragma, el dispositivo intrauterino (DIU) o el condón, el control natural de la fertilidad no es ciento por ciento seguro. Siempre existe la posibilidad de un embarazo, sin importar cuán estrictamente se sigan las indicaciones para el control natural de la natalidad. Sin embargo, cuanto más cuidadosamente sigan las instrucciones, mayor será la probabilidad de lograr los resultados que cada una de ustedes desea. La única forma de control natal que tiene un 100% de eficacia es evitar totalmente las relaciones sexuales.

La mayoría de los expertos recomiendan el uso de condones con espermaticidas, en un intento por evitar el contagio o la diseminación del SIDA (Síndrome de Inmunodeficiencia Adquirida) u otras enfermedades de transmisión sexual. No obstante, quiero que quede entendido que el control natural de la fertilidad no es un método para impedir la diseminación del SIDA; y éste no es un libro sobre la prevención del SIDA. Este libro simplemente explica cómo lograr o evitar el embarazo sin necesidad de usar anticonceptivos.

El control natural de la natalidad requiere frecuentes observaciones diarias de sus signos de fertilidad, exige llevar un registro diario y reclama la cooperación de la pareja. Este método las pone a ustedes a cargo de su fertilidad. ¡Es fácil y sé que podrán hacerlo!

Cordialmente,
Merryl Winstein

SUS SIGNOS DE FERTILIDAD
Los hechos

La fase fértil dura apenas unos pocos días

La mujer es potencialmente fértil sólo por unos pocos días durante cada ciclo menstrual. Esto significa que desde el comienzo de la menstruación hasta el día anterior al siguiente período, sólo hay unos pocos días durante los cuales la relación sexual puede resultar en un embarazo. Los demás días son infértiles, y nada podrá causar un embarazo entonces.

Los signos de fertilidad son fáciles de reconocer

Haciendo uso de los primeros capítulos de este libro, a manera de guía, cualquier mujer verá que puede identificar fácilmente sus días fértiles y sus días infértiles. Todo lo que debe hacer es estar atenta a los signos naturales que su cuerpo le presenta. Observar estas señales toma más o menos un minuto al día, y aprender a usarlas requiere apenas uno o dos ciclos.

¿Cuáles son estos signos?

Los tres principales signos de fertilidad son los cambios que la mujer experimenta en

- **El moco cervical**
- **La temperatura corporal basal**
- **La posición y la forma del cuello uterino**

EL MOCO CERVICAL
El más importante signo de fertilidad

El cuello uterino es la "puerta de entrada" entre el útero y la vagina. Produce un moco húmedo y viscoso, que indica fertilidad. Es posible que usted ya haya notado su propio moco húmedo fértil en el pasado; las mujeres de todas las culturas del mundo tienen este moco viscoso durante la fase fértil.

Órganos reproductores de la mujer

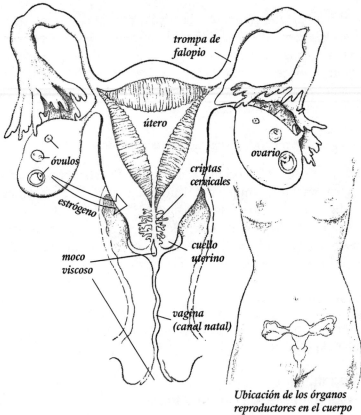

Ubicación de los órganos reproductores en el cuerpo de la mujer

Los óvulos en estado de maduración dan lugar a la producción de moco

Durante cada ciclo, de 10 a 20 óvulos inmaduros comienzan a madurar. A medida que se desarrollan, ellos secretan una hormona conocida como estrógeno. El estrógeno hace que el cuello uterino secrete un moco húmedo, cada vez más viscoso, que se desliza hacia la apertura vaginal.

El moco es signo de fertilidad en todos los tipos de ciclos

En todos los tipos de ciclos, ya sea que sus ciclos sean largos, cortos, regulares o irregulares, **el moco viscoso es indicio de que hay óvulos desarrollándose y de que la mujer está en una fase fértil.** El moco anuncia que uno de los óvulos pasará pronto por el proceso de *ovulación*, es decir, que será expulsado fuera del ovario, quedando listo para la fecundación.

La ovulación: liberación del óvulo vivo

Un óvulo (o dos para mellizos) sale al fin del ovario. El ochenta y cinco por ciento de las veces, la ovulación se lleva a cabo en el último día de moco, o un día después.[1] Del 10 al 15% de las veces, la ovulación puede producirse hasta dos o tres días antes o después del último día de moco.[2]

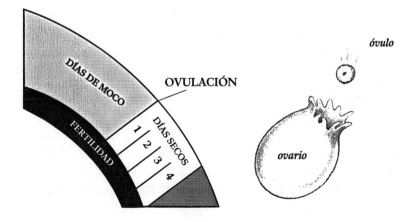

¿Cuándo es fértil una mujer?

Después de la ovulación, el óvulo vive y puede ser fecundado durante las siguientes 12 a 24 horas. Sin embargo, debido a que el moco puede mantener vivos los espermatozoides masculinos hasta la ovulación, **se considera que la mujer es fértil en cualquiera de los días de moco, más los primeros cuatro días secos (sin moco) inmediatamente siguientes a la terminación del moco.**

La concepción

La concepción se lleva a cabo cuando el óvulo de la mujer se une con una pequeñísima célula espermática del hombre. El óvulo y el espermatozoide se unen dentro de la trompa de falopio de la mujer.

El moco nutre al esperma masculino hasta la ovulación

Normalmente, los ácidos naturales de la vagina destruyen las células del esperma en cuestión de horas. Sin embargo, el moco mantiene a los espermatozoides vivos.

Suponga que usted presenta moco viscoso el lunes por la mañana y tiene relaciones sexuales esa noche. El moco nutrirá y protegerá las células espermáticas masculinas durante tres a cinco días dentro del cuello uterino. Cuando al fin se produzca la ovulación, tal vez el jueves o el viernes, el esperma que ha estado a la espera se desplazará hacia arriba para unirse con el óvulo y fecundarlo, y es posible que usted quede embarazada.

Para que se produzca la concepción, debe haber moco

El moco viscoso está lleno de canales alargados o vías por las que los espermatozoides pueden nadar hacia arriba, a lo largo del cuello uterino. Después de las relaciones sexuales, los esperma-

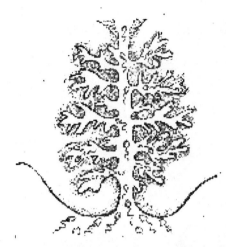

tozoides pueden esperar hasta por cinco días dentro de las pequeñas criptas del cuello uterino. Allí quedan protegidos por el moco húmedo fértil.[3]

Sin el suficiente moco fértil, el cuello uterino se cierra y no puede tener lugar la concepción.[4]

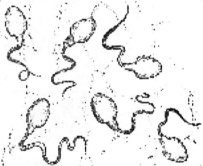

Cómo descubrir y llevar un registro de su propio moco

La observación del moco es fácil: basta con limpiar el orificio vaginal antes y después de ir al baño. Esto sólo requiere unos segundos en cada ida al baño, de manera que la observación cuidadosa del estado de su moco cervical le tomará aproximadamente un minuto al día.

Aprenderá más sobre cómo verificar el estado del moco en las páginas 24-26. Si usted anota sus observaciones diariamente, antes de acostarse, pronto tendrá un cuadro similar a éste:

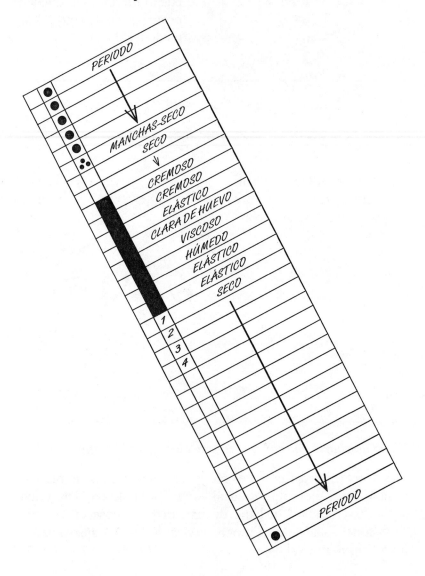

¿Cuánto dura la fase fértil?

La duración de la fase fértil varía de un ciclo a otro; por lo general, tiene una duración de 8 a 14 días.

¿La mujer ovula durante el orgasmo?

El orgasmo no ocasiona la ovulación en la mujer. Sin embargo, sí puede hacerlo en algunos animales, como los conejos. La mujer sólo ovula después de una compleja secuencia de eventos hormonales.

¿Cuándo es fértil el hombre?

A partir de la pubertad (que ocurre aproximadamente entre los 9 y los 13 años), el hombre es fértil todo el tiempo. Continuamente está produciendo nuevos espermatozoides capaces de fecundar el óvulo femenino para dar lugar a un embarazo.

Cómo utilizar el signo del moco para el control natural de la fertilidad

Una mujer es fértil durante el tiempo que tiene moco húmedo y viscoso, y hasta la noche del cuarto día seco consecutivo después de la terminación del moco. Durante este tiempo de fertilidad compartida, la pareja decide si desea tener relaciones sexuales y esperar un embarazo; o si, por el contrario, prefiere evitar todo contacto de genitales a genitales (incluyendo la interrupción temprana del acto sexual) para evitar el embarazo. La decisión siempre es de la pareja.

Puesto que el control natural de la fertilidad es un método cooperativo, da mejor resultado dentro de una relación de amor. También es mayor el éxito para aquella mujer que examina su moco cada vez que va al baño, y que establece con firmeza si está en una fase fértil o infértil, o si, por el momento, no está segura sobre su estado de fertilidad.

SIGNOS SECUNDARIOS DE FERTILIDAD

La temperatura indica cuándo ha terminado la ovulación

Los cambios en la temperatura diaria (la temperatura corporal basal) indican cuándo ha terminado la ovulación y, consecuentemente, su fase de fertilidad. Las instrucciones para el método de la temperatura comienzan en la página 48.

El cuadro de control de la temperatura, junto con el cuadro de control del moco, pueden mostrar si la mujer ovula antes, durante o después del último día de moco. Según estos resultados, las parejas pueden elegir el momento de mayor fertilidad para la concepción.[5]

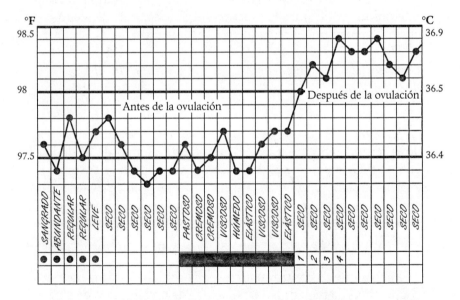

Cuadro de control de moco y temperatura de una mujer

Posición y forma del cuello uterino

Si usted palpa suavemente el cuello uterino con sus dedos, una vez por día, verá cómo éste cambia de forma y posición durante el ciclo menstrual. Una forma firme y en punta indica, por lo general, un bajo nivel de estrógeno. A medida que el estrógeno y la fertilidad aumentan, el cuello uterino se hace más suave, se abre y se sube, por lo que resulta más difícil palparlo. Cerca del momento de la ovulación, cuando los niveles de estrógeno bajan súbitamente, usted podrá palpar un cuello uterino firme y cerrado, de nuevo en la posición baja. La observación del cuello uterino es interesante y bastante confiable para algunas mujeres, aunque no es esencial para el eficaz control natural de la fertilidad.

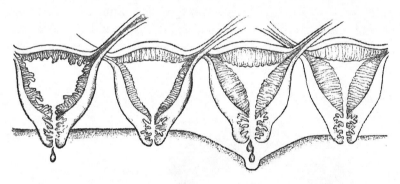

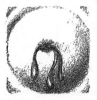 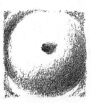 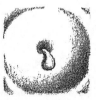 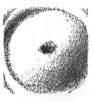

Menstruación	*Días secos* Cuello uterino bajo, firme, en punta y cerrado.	**Fertilidad** Moco viscoso, cuello uterino alto, blando y abierto.	**Días secos** Cuello uterino bajo, firme, en punta y cerrado.

La mujer es fértil todos los días y las noches en los que tenga moco. La fase fértil se prolonga durante la noche y los cuatro días secos inmediatamente siguientes al día en el que termina el moco.

Otros signos generales de fertilidad

La presencia de manchas sanguinolentas (manchado) o de sangrado indica posible fertilidad, puesto que los cambios hormonales que llevan a la ovulación también pueden producir manchas. El dolor abdominal, la sensibilidad de los senos, los dolores de espalda, o la flatulencia indican que los niveles de sus hormonas reproductivas están aumentando o disminuyendo. Sin embargo, estos signos *no indican* exactamente cuándo puede usted quedar o no quedar embarazada.

El cuadro del moco cervical es un buen lugar para registrar los cambios emocionales, de ánimo y de energía que usted experimente. Con frecuencia, los cambios de ánimo están íntimamente relacionados con los cambios de su fertilidad. Llevar un registro de estas alteraciones ayuda a algunas mujeres a predecir y planificar sus ciclos anímicos.

El ciclo femenino de fertilidad e infertilidad

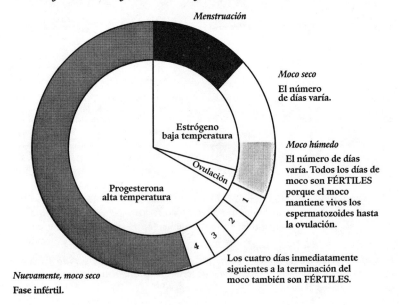

Menstruación

Moco seco
El número
de días varía.

Estrógeno
baja temperatura

Ovulación

Progesterona
alta temperatura

Moco húmedo
El número de días
varía. Todos los días de
moco son FÉRTILES
porque el moco
mantiene vivos los
espermatozoides hasta
la ovulación.

4   3   2   1

Nuevamente, moco seco
Fase infértil.

Los cuatro días inmediatamente
siguientes a la terminación del
moco también son FÉRTILES.

¿Qué signos se deben utilizar?

Usted puede utilizar el moco únicamente; o el moco y la temperatura; o el moco, la temperatura y los cambios del cuello uterino para conocer su estado de fertilidad. Este libro le indica cómo utilizar cada uno de sus signos de fertilidad.

EL MOCO indica si usted puede quedar o no quedar embarazada, todos y cada uno de los días.

LA TEMPERATURA señala que la ovulación ha terminado y que usted ya no está en una fase fértil.

LOS CAMBIOS DEL CUELLO UTERINO muestran cambios generales en su nivel de estrógeno.

Sus signos de fertilidad son fáciles de interpretar

Utilizando sólo unos pocos momentos cada día, sus signos de fertilidad le dirán si usted puede quedar o no quedar embarazada.

Permita que este libro la guíe hacia una mayor consciencia de su fertilidad. Pronto usted también experimentará el maravilloso poder de vivir en armonía con su fertilidad.

Ventajas adicionales

Las parejas que comprenden los signos de su fertilidad pueden ...

- **evitar o posponer naturalmente el embarazo.**
- **lograr un embarazo cuando lo deseen.**
- **reducir o eliminar el uso de anticonceptivos.**

Ya sea que la mujer tenga ciclos largos, cortos o irregulares, los signos naturales reflejarán con claridad, día tras día, sus cambios de fertilidad.

Los signos de fertilidad son exactos durante cualquier situación reproductiva, inclusive durante la lactancia, en la premenopausia o después de suspender el uso de las píldoras anticonceptivas. Los signos también serán exactos durante situaciones de enfermedad o estrés, para aquellas mujeres que estén dispuestas a tener mayor paciencia y cuidado.

Las parejas que tengan problemas para lograr un embarazo, pronto aprenderán a reconocer sus días más fértiles. Además, los signos de fertilidad ayudan a identificar muchos problemas específicos de infertilidad.

El control natural de la fertilidad no es equivalente al método del ritmo

Siguiendo el método del ritmo, las mujeres acostumbraban tomar su temperatura y contar el número de días de los ciclos anteriores. Después, simplemente "adivinaban" cuáles podrían ser los días fértiles en el futuro. Pero como la duración de los ciclos normalmente varía, el ritmo no siempre daba buen resultado. En cambio, el moco cervical, que la mujer puede observar por sí misma, es un signo científicamente comprobado que indica la presencia de óvulos en desarrollo y, por lo tanto, que la mujer es potencialmente fértil.[6] El método del ritmo fallaba, pero el conocimiento de los días fértiles funciona.

Otras ventajas del control natural de la fertilidad

• La pareja comparte la responsabilidad de lograr o evitar el embarazo.

• La pareja experimenta una maravillosa sensación de gozo, libertad y seguridad, cuando sabe con certeza en qué momento puede o no lograr un embarazo.

• Las parejas pueden evitar la incomodidad de la interrupción temprana del acto sexual, así como los efectos secundarios, frecuentemente nocivos, de los dispositivos intrauterinos y los anticonceptivos químicos.

• La intimidad de la pareja aumenta cuando los sentimientos de amor y atracción sexual pueden desembocar espontáneamente en el acto sexual.

• El conocimiento de sus signos de fertilidad satisface la curiosidad acerca de los procesos naturales del cuerpo.

• El control natural de la fertilidad respeta las convicciones religiosas o personales que prohíben la anticoncepción artificial.

• Llevar un registro de los signos de fertilidad puede ayudar a las parejas a predecir los cambios de ánimo cíclicos, y a tratar el malestar premenstrual.

• La comprensión de sus signos normales de fertilidad ayuda a las mujeres a notar, inmediatamente, cualquier situación anormal que pueda indicar la presencia de una infección, un quiste u otro cambio en su estado ginecológico.

• Por último, la plena consciencia de su fertilidad mejorará enormemente los sentimientos de autoconfianza e independencia de la mujer; al tiempo que ampliará la capacidad de confianza, cooperación y amor de la pareja.

¿Qué tan eficaz es el control natural de la fertilidad?

Cuando es enseñado y practicado en forma correcta, el método de la ovulación (basado únicamente en el moco) tiene, desde el punto de vista biológico, una efectividad del 97 al 99% en la prevención de embarazos no deseados[7]. Es tan eficaz como la píldora, el dispositivo intrauterino (DIU) o el diafragma.

Sin embargo, cerca de 20 de cada 100 parejas que aprenden el método de la ovulación en el curso de un año, tienen relaciones sexuales en los días fértiles, y, como es de esperarse, con frecuencia originan un embarazo. Esta cifra del 20% se malinterpreta a veces como evidencia de que el moco cervical es un signo de fertilidad poco confiable, o que el método de la ovulación les resulta a las mujeres muy difícil de entender y utilizar. Pero el hecho es que las parejas que tienen relaciones sexuales en los días fértiles, o cuando no están seguras del estado de su fertilidad, están siguiendo, en forma correcta, precisamente las indicaciones del método de la ovulación para lograr un embarazo.

En todo momento, la pareja puede decidir con libertad tener relaciones sexuales en los días fértiles o cuando no está segura de su estado de fertilidad. Pero, naturalmente, esta pareja debe prever un embarazo. Del mismo modo, la pareja puede decidir libremente evitar la relación sexual y el contacto genital en los días fértiles o en aquéllos en los que no está segura del estado de su fertilidad, para así prevenir un embarazo.

Haga una encuesta informal

¿Cuántas mujeres conoce usted que usen anticonceptivos en forma correcta, y de todas maneras hayan quedado embarazadas? Compare esta cifra con la de las mujeres que hayan quedado embarazadas durante el tiempo que han utilizado *correctamente* los métodos naturales para evitar el embarazo. Según mi experiencia, la posibilidad de un embarazo sorpresa con el uso correcto de los métodos naturales para evitar el embarazo es mínima. Y, por el contrario, con frecuencia he conocido a mujeres que han quedado embarazadas a pesar de estar utilizando anticonceptivos; sin importar lo que indican las estadísticas.

¿Cuándo fallan los anticonceptivos?

Ciertamente, los anticonceptivos sólo pueden fallar durante la fase fértil de la mujer, la cual es fácil de determinar. Así, las parejas que dependen de los anticonceptivos podrían — y debieran — usar protección extra durante los días fértiles de la mujer. Durante la fase infértil, lo que impide que haya un embarazo es la infertilidad natural de la mujer, y no el efecto de un anticonceptivo.

El uso de los métodos naturales pone a la pareja a cargo de la situación

Una actitud consciente, acompañada de una buena dosis de motivación, amor y cooperación, es esencial para el éxito a largo plazo del control natural de la fertilidad. Para seguir los métodos naturales, la mujer debe dedicar un tiempo al conocimiento de su cuerpo, y a la observación, cada día y cada noche, de sus signos de fertilidad. Además, tiene que haber cooperación de la pareja si los dos desean evitar naturalmente el embarazo a lo largo de algunos años.

Las parejas que utilizan el control natural de la fertilidad no pueden culpar a un dispositivo ni a un laboratorio farmacéutico por un embarazo sorpresa. Ellas saben exactamente cuándo son fértiles o infértiles, o cuando no están seguras del estado de su fertilidad. Este sentido de responsabilidad compartida es muy atractivo para algunas parejas, al tiempo que es, quizá, una de las razones por las cuales otras parejas deciden no utilizar los métodos naturales.

El aprendizaje

Según un estudio realizado en cinco países por la Organización Mundial de la Salud en 1978, cerca del 90% de las mujeres encuestadas aprendió a reconocer su patrón de moco cervical en el término de 30 días.[8] Usted también puede hacerlo. Las instrucciones para descubrir e interpretar el moco empiezan en la página 22.

Aprenda rápidamente mientras evita tener relaciones sexuales durante algún tiempo

La forma más rápida y segura de aprender a reconocer el moco cervical es observar el desarrollo de su patrón de fertilidad, mientras evita tener relaciones sexuales o contacto genital durante tres a cuatro semanas. ¿Por qué? Porque el flujo viscoso de la excitación, el semen o los espermaticidas pueden ser tan húmedos y viscosos como el moco que usted está buscando.

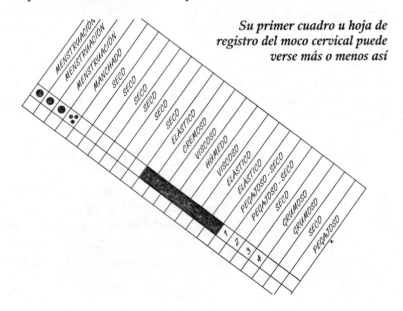

Su primer cuadro u hoja de registro del moco cervical puede verse más o menos así

Es posible que se produzca un embarazo cuando las parejas que comienzan a aprender el método suponen que ya saben cuáles son los días infértiles, antes de que concluya todo el ciclo. Por lo tanto, mientras aprende, sea mucho más cuidadosa; no es el momento de correr riesgos.

Aprenda más lentamente, mientras sigue utilizando métodos de barrera con espermaticida

Mientras usted sigue utilizando barreras anticonceptivas como el condón y la espuma, el diafragma y el gel, o el tapón cervical y la crema, también puede aprender a reconocer sus signos de fertilidad. Sólo debe recordar que, en ese momento, usted estará dependiendo totalmente de la barrera y del espermaticida para evitar un embarazo, puesto que no estará utilizando, en absoluto, ni el método de la ovulación ni el método sintotérmico.

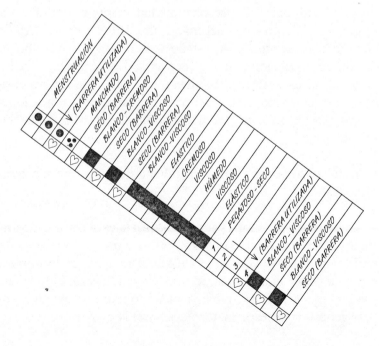

El aprendizaje del patrón del moco cervical puede tomar de cuatro a seis meses, si usted continúa utilizando barreras anticonceptivas y espermaticidas viscosos. La señal de la temperatura será aparente de inmediato. Sin embargo, usted no podrá conocer el patrón del moco ni de la temperatura, mientras esté tomando anticonceptivos orales.

Realice observaciones coherentes; pronto su conocimiento del patrón del moco cervical empezará a crecer, y, con él, la confianza en su poder para controlar su fertilidad en forma natural.

Independientemente de las barreras, el tiempo de fertilidad es el más propicio para ayudarla a lograr un embarazo

Una mujer es fértil siempre que tenga moco cervical — sea éste húmedo, suave, viscoso, sanguinolento o elástico — y durante los primeros cuatro días secos inmediatamente posteriores a la terminación del moco o del manchado. En el período fértil, o cuando no esté segura de su estado de fertilidad, usted es libre de decidir cuán cuidadosa quiere ser acerca de la posibilidad de lograr o evitar un embarazo. Si quiere tener la mayor certeza posible de prevenir naturalmente el embarazo, siga estas indicaciones en sus días fértiles o cuando tenga dudas sobre su estado de fertilidad:

• **Evite todo contacto de genitales a genitales y toda relación sexual.**

• **Evite tener relaciones sexuales, aun si está utilizando anticonceptivos.** Los embarazos se producen incluso si la pareja está usando anticonceptivos, y cada embarazo comienza durante la época de fertilidad. Cuando una barrera falla durante la fase fértil, el moco hace su trabajo ayudando naturalmente a la supervivencia de los espermatozoides hasta la ovulación.

- No practique el coito interrumpido *(coitus interruptus)*. Una gota de esperma, con miles de espermatozoides, siempre está lista y a la espera mucho antes de que se produzca la eyaculación del hombre.

- **No transporte ni una gota de semen, manualmente o por cualquier otro medio, al interior o al exterior de la vagina.** Los canales en el moco fértil pueden llevar los espermatozoides hacia arriba, a lo largo de la vagina y el cuello uterino, y se puede originar un embarazo aun sin que haya habido coito.

¿Qué pasa si se utilizan barreras sin espermaticidas viscosos?

Aunque el uso del condón sin espuma permite detectar mejor el patrón del moco, éste sólo evitará un embarazo si permanece en su lugar y no hay escape de semen. Los condones, por sí solos, únicamente tienen una efectividad del 80%; cerca del 20% de las parejas que utilizan exclusivamente condón a lo largo de un año, tienen un embarazo. De la misma manera, el diafragma o el tapón del cuello uterino, sin el uso de un gel o una crema, no suelen ser eficaces (no obstante, algunas mujeres prefieren el uso del tapón cervical o el condón sin espermaticida, aunque cualquiera de estas prácticas aumenta los riesgos de un embarazo inesperado). El único propósito de estos dispositivos es mantener el gel en su lugar. Los espermatozoides, que son células microscópicas, pueden fácilmente escapar de las barreras plásticas.

El uso del dispositivo intrauterino y de los anticonceptivos orales

El dispositivo intrauterino, o DIU, puede hacer que resulte confusa la interpretación del moco cuando el hilo irrita las criptas del cuello uterino. Además, el hilo representa una vía a través de la cual pueden entrar bacterias nocivas al útero. ¿Cuáles pueden ser los resultados de esto? Dolorosas infecciones en el útero y las trompas de falopio, cicatrización, esterilidad (infertilidad permanente) y, a veces, la muerte. Debido a estos graves riesgos para la salud, la mayoría de los médicos desaconsejan los dispositivos intrauterinos.

Por otra parte, las hormonas artificiales presentes en los anticonceptivos orales suprimen totalmente el moco natural y las señales de la temperatura. Sin embargo, tan pronto como se suspenden los anticonceptivos, se pueden empezar a observar los patrones naturales de la fertilidad. En el capítulo titulado *Después de la píldora,* usted leerá acerca de los tipos de patrón de moco que debe esperar mientras su organismo se recupera de los anticonceptivos orales.

NOTAS

1. E. L. Billings y A. Westmore. *The Billings Method.* New York, Random House, 1980, p. 200. "El momento pico del signo del moco, según lo han podido determinar las propias mujeres, tiene lugar, en promedio, 0.6 días (catorce horas) antes de la ovulación. En cerca del 85 por ciento de las mujeres, este momento pico ocurre dentro del término de un día después de la ovulación, y en el 15 por ciento, dentro del término de dos días".

2. T. W. Hilgers, G. E. Abraham, D. Cavanaugh. "The Peak Symptom and Estimated Time of Ovulation". *Obstetrics and Gynecology,* Vol. 52, N° 5 (Nov. 1978), p. 575. "En 65 de los 75 ciclos estudiados en 24 pacientes, se confirmó hormonalmente la ovulación... En los 65 ciclos normales, 64 presentaron síntoma pico. En esos ciclos, se calculó que la ovulación ocurrió entre tres días antes y tres días después del síntoma pico, con un promedio de 0.31 días antes del síntoma pico. En el 95.4% de estos ciclos, se calculó el momento de la ovulación entre 2 días antes y 2 días después del síntoma pico".

3. E. L. Billings. *Op. cit.,* p. 30.

4. *Ibid.,* p. 12.

5. S. Cooper. *Infertility Troubleshooting.* Corvallis, Oregon, Small World Publication, 1985.

6. E. L. Billings. *Op. cit.*, p. 20. "Los estudios de laboratorio sobre el moco, los datos laparoscópicos, los análisis hormonales y la investigación sobre la infertilidad han suministrado evidencia que confirma que la consciencia de la mujer sobre los signos de su propio cuerpo proporciona una indicación muy precisa acerca de su estado de fertilidad". También, E. L. Billings, *Op. cit.*, pp. 198-199. "El profesor James Brown ... participó en un programa para ayudar a parejas subfértiles a lograr un embarazo ... a través de la planeación del momento del acto sexual con base en mediciones de laboratorio que determinaban el nivel pico de producción de estrógeno. Este enfoque demostró un éxito relativo, pero más tarde [él] pudo confirmar que, cuando la mujer es consciente de los signos de su moco cervical, puede determinar con más precisión el momento de la ovulación que las mediciones del nivel de estrógeno".

7. *Ibid.*, p. 217-219. La Organización Mundial de la Salud realizó, entre 1976 y 1978, un estudio con 875 mujeres en Nueva Zelanda, Irlanda, India, Filipinas y El Salvador. Los resultados indicaron: "La tasa de fracaso del método en éste y otros estudios similares está entre 1 y 3% ... (La tasa de embarazos relacionada con el método fue de 0.9% para los tres ciclos de observación durante la fase de aprendizaje, un periodo demasiado corto para poder juzgar con precisión la eficacia general del método. La tasa de embarazo relacionada con el periodo de aprendizaje [debida a una instrucción mala o incorrecta] fue de 5.3%. Los embarazos debidos al abandono deliberado del método representaron el 12.9% y los embarazos sin explicación el 0.9%. *La gran mayoría de estos embarazos fueron el resultado de relaciones sexuales ocurridas durante la fase de fertilidad evidente)".* [Las bastardillas son nuestras].

8. *Ibid.*, p. 218. "Cuando menos el 90% de las mujeres pueden producir una gráfica o un cuadro reconocible de su fertilidad después de una sesión de aprendizaje. A la tercera sesión, al menos el 94% puede reconocer un patrón".

EL MOCO CERVICAL
Método de la ovulación

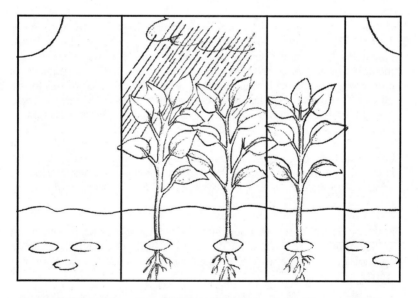

Cuando la tierra está seca, una semilla no puede germinar.

Cuando llueve, y durante unos pocos días después de que ha dejado de llover, las semillas pueden crecer.

Cuando vuelve la sequía, las semillas no prosperan.

Cada día, el moco cervical indica si una mujer está en una fase de fertilidad o de infertilidad, si se aproxima la ovulación o si la ovulación ya terminó.

Usted puede utilizar este único signo de fertilidad para lograr o evitar con éxito un embarazo.

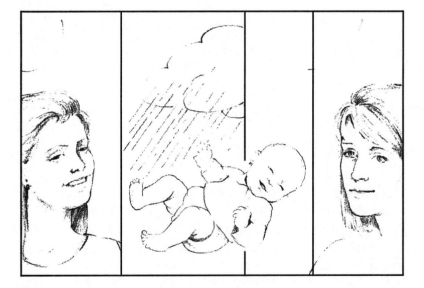

Cuando una mujer está seca (sin moco cervical), no puede producirse la concepción, ni originarse una nueva vida.

Cuando una mujer tiene moco húmedo, y durante unos pocos días después de que haya terminado el moco, se puede producir la concepción y un bebé empieza a crecer.

Cuando la mujer vuelve a estar seca (sin moco), no se puede concebir una nueva vida.

¿QUÉ CONSISTENCIA TIENE EL MOCO CERVICAL?

Días de moco:

El moco produce una sensación de humedad, similar a la del comienzo de la menstruación. Aprenda a sentir la humedad del moco viscoso mientras desarrolla sus actividades diarias.

El moco puede ser húmedo, pegajoso, pastoso, suave o cremoso. A veces, el moco fértil es cremoso o lechoso, como crema para las manos, mayonesa o una mezcla clara de harina y agua.

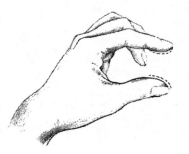

El moco también puede ser húmedo, viscoso, lubricante, y a veces elástico. En ocasiones, el moco fértil es viscoso, transparente y elástico como la clara de huevo cruda. Puede estirarse hasta formar un filamento o una cuerda entre el pulgar y el índice.

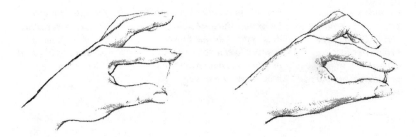

Días secos:

Frote el pulgar contra el índice para sentir la consistencia de "los días secos", sin moco.

Usted debe sentirse seca desde la mañana hasta la noche para considerar que un día es propiamente "seco". La mayoría de los días secos son infértiles, pero los primeros cuatro inmediatamente siguientes a la terminación del moco son fértiles.

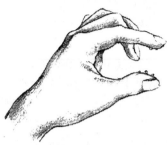

DÍAS DE MOCO
Consistencia
húmedo
cremoso, pastoso
lechoso
suave, aceitoso, grasoso
como crema para las manos
como mayonesa
viscoso
lubricante
como clara de huevo
se estira y forma un filamento
elástico, retráctil

Colores
blanco, turbio, transparente
amarillento
rosado, café o rojo
(teñido de sangre)

Olor
dulce

Sabor
dulce (contiene glucosa
para nutrir los espermatozoides)

DÍAS SECOS
Consistencia
ausencia de moco
moco denso
moco grumoso o arenoso
forma picos rígidos e
irregulares sobre los
dedos

Colores
blanco o amarillento

Olor
mohoso

Sabor
salado

CÓMO ENCONTRAR EL MOCO

1. Sea consciente de su cuerpo mientras desarrolla sus actividades diarias. ¿Siente su vagina húmeda o seca? Cuando hay moco fértil, la sensación es similar a la del comienzo del flujo menstrual.

2. Encuentre el moco limpiando hacia abajo una sola vez, a través de la apertura vaginal, antes y después de cada ida al baño. La observación del moco le tomará cerca de 10 segundos o menos, cada vez que entre al baño.

Pase su dedo limpio o un papel higiénico blanco, sin fragancia, por el área.

3. Al limpiarse, ¿siente el área seca, rígida, húmeda, suave, viscosa, lubricada?

4. Toque el moco que ha quedado sobre el papel o sobre sus dedos. ¿Se ve o se siente arenoso, cremoso, lechoso, transparente, elástico, sanguinolento? ¿No hay nada que ver?

5. ¿Detecta algún cambio en comparación con sus anteriores observaciones de hoy o de ayer? ¿Nota su moco más abundante, más húmedo, más lubricante o más elástico? De ser así, usted debe entender que su fertilidad va en aumento.

6. Inmediatamente antes de acostarse, antes de la última observación del día, haga unos pocos *ejercicios de Kegel*: contraiga y relaje unas cuantas veces los músculos de la vagina, como si fuera a detener e iniciar el flujo de la orina; después haga fuerza hacia abajo. Limpie y observe el moco. Algunas mujeres sólo encuentran el moco fértil del día después de hacer los ejercicios de Kegel.

7. Anote sus observaciones en un cuadro antes de acostarse. El registrarlas sólo requiere entre 10 y 30 segundos.

(Por favor no confíe únicamente en su memoria. Usted estará siguiendo correctamente el método de la ovulación, sólo si observa su moco con frecuencia y anota sus hallazgos diariamente.)

EL PATRÓN TÍPICO DEL MOCO

Periodo menstrual. Se considera fértil, puesto que la sangre viscosa puede ocultar el comienzo del moco viscoso fértil.

Días secos. Cuando cada observación revela una vagina seca, a lo largo de todo el día, esa noche usted estará en la fase infértil. Para evitar el embarazo, es mejor que no tenga relaciones sexuales por la mañana, porque el moco pudo haber comenzado durante la noche, o puede estar a punto de empezar más tarde durante el día.

Días fértiles. La humedad, la lubricación, o cualquier presencia de moco o de manchado, aun en una sola ocasión, son signo de fertilidad. Desde ese momento, usted estará en la fase fértil, que durará hasta la noche del cuarto día seco consecutivo después de la terminación del moco.

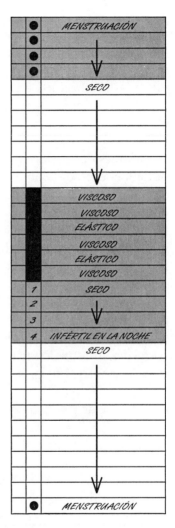

Cuarto día seco consecutivo después de que termina el moco. La noche del cuarto día seco consecutivo es infértil.

Días secos después de la ovulación. Todos estos días y noches serán infértiles, hasta el comienzo del siguiente periodo menstrual.

Consejos para encontrar el moco cervical

Busque el moco cervical antes y después de orinar, y especialmente después de defecar, puesto que, con frecuencia, los movimientos del intestino hacen descender el moco. Cuando se seque después de orinar, observe el papel higiénico, con frecuencia verá allí restos de moco fértil.

Después de la relación sexual, hacer el ejercicio de Kegel expulsará el exceso de líquido seminal, facilitando así la observación del moco. Los ejercicios de Kegel fortalecen los músculos de la parte inferior de la pelvis. El fortalecimiento de estos músculos aumenta el placer de la mujer durante la relación sexual, y también puede ayudar a aliviar el problema del escape involuntario de la orina que ocurre al correr, reírse o estornudar.

¡Atención, nadadoras! Nadar puede secar el moco externo durante unas horas, pero ustedes estarán en la fase fértil todo el tiempo. Pueden examinar internamente el moco durante el curso del día, introduciendo un dedo en la vagina. Los cambios son evidentes: infértil (pegajoso o grumoso), luego moco fértil (húmedo, viscoso y/o elástico) y después otra vez infértil (pegajoso). Asegúrense de practicar los ejercicios de Kegel todas las noches (p. 26). Si lo desean, utilicen el método de la temperatura para confirmar la finalización de la fase fértil.

Examínense antes de bañarse, ducharse o practicar la natación. Examínense también después de hacer ejercicio y cada vez que sientan la humedad o la sensación viscosa del moco.

Cómo anotar los resultados de las observaciones

Antes de acostarse, registre **la observación que haya tenido más apariencia de fertilidad** durante el día. Por ejemplo, si casi todo el día usted estuvo seca, pero en una oportunidad encontró moco húmedo y cremoso, anote "moco húmedo, cremoso". Si el moco mostró apariencia viscosa o elástica en una ocasión, anote "moco viscoso, elástico". Describa el moco con sus propias palabras.

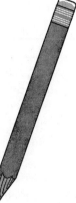

☐ **SECO**

■ **MOCO, FÉRTIL**

⣿ **MANCHADO**

● **MENSTRUACIÓN O SANGRADO**

♡ **RELACIÓN SEXUAL**

Símbolos utilizados en este libro:

Sobre las descripciones del moco

Algunas descripciones del moco, como "moco pegajoso", pueden significar algo distinto para cada persona. Así que no se preocupe por la terminología. Lo importante es que usted misma observe cómo pasa de un estado de sequedad a uno de humedad y lubricación, y luego nuevamente a un estado de sequedad. De esta manera, usted sabrá cuándo es fértil y cuándo no.

Cómo utilizar los cuadros de registro que aparecen en este libro

La mayoría de los cuadros u hojas de registro que aparecen en este libro, muestran casi todos los días en los que una relación sexual no originaría un embarazo. Los cuadros que explican cómo lograr un embarazo, muestran algunos de los días más propicios para quedar embarazada. En realidad, una pareja puede tener o no relaciones sexuales en cualquiera de los días indicados

¿Dónde se pueden encontrar estos cuadros para uso personal?

Al final de este libro hay algunos cuadros en blanco. Usted puede fotocopiarlos o puede diseñar los suyos propios.

Diseñe un cuadro de registro que se adapte a sus necesidades

Las mujeres ciegas utilizan a veces una sarta de cuentas de distintas formas para llevar el control de los días secos y los días de moco. Aquéllas que tienen dificultades para leer, pueden dibujar una línea de símbolos en lugar de anotar descripciones. En culturas en las que no se utiliza normalmente la lectura o la escritura, las mujeres llevan exitosamente el control de sus días de moco mediante el uso de sartas de cuentas de distintos colores.

Qué hacer cuando la observación del moco
sea físicamente imposible

Una mujer que no cuente con el uso de sus manos, puede pedirle a su pareja que examine el moco.

DÍAS SECOS ANTES DE LA OVULACIÓN

Cuando el sangrado menstrual termina, pueden presentarse algunas manchas. Si usted observa sequedad durante todo el día, esa noche usted estará en la fase infértil.

Después de que la menstruación y las manchas terminan, la mayoría de las mujeres tiene algunos días en los cuales ellas están secas todo el tiempo. El número de días secos varía de un ciclo a otro y de una mujer a otra. Algunos ciclos no tienen ningún día seco antes de la ovulación.

Durante los días secos, usted puede tener relaciones sexuales **cada tercer noche.** Es probable que al día siguiente tenga una sensación de humedad viscosa, consecuencia de la relación sexual.

Pero un día después, usted podrá hacer sus observaciones del moco cervical sin la presencia de ningún fluido viscoso producido por el contacto sexual.

Pregunta: ¿Qué es un día seco?

Respuesta: Aquel en el cual usted permanece seca todo el día.

Pregunta: Durante los días secos anteriores a la ovulación, ¿cuándo se pueden tener relaciones sexuales sin correr el riesgo de quedar embarazada?

Respuesta:Una noche sí y la siguiente no; es decir, cada tercer noche.

En los días secos anteriores a la ovulación, evite tener relaciones sexuales en la mañana. Es posible que el moco haya empezado a aparecer la noche anterior, o que aparezca más tarde durante el día, indicando el inicio de su fase de fertilidad.

●		*MENSTRUACIÓN*
●		*SANGRADO ABUNDANTE*
●		*SANGRADO MODERADO*
●		*SANGRADO MODERADO*
♡	∴	*MANCHAS - SECO*
		SECO
♡		*SECO*
		SECO
♡		*SECO*
		SECO
♡		*SECO*

Sexo matutino

Algunos hombres sienten más deseos de hacer el amor en las horas de la mañana, cuando sus hormonas sexuales alcanzan el nivel más alto. Pero en vez de esperar hasta la mañana, la pareja podría proponerse programar su relación sexual para la noche; y, entre los dos, encontrar otras formas de expresar su cooperación y de satisfacer el deseo de afecto de las primeras horas del día. (En el capítulo titulado *Estrategias prácticas* se ofrecen algunas sugerencias.) Después de la fase fértil, el contacto sexual a cualquier hora del día o de la noche no podrá originar embarazo.

Eliminación del exceso de líquidos

Después de una relación sexual, usted puede reducir la cantidad de líquido seminal que ha quedado en su vagina, mediante los ejercicios de Kegel (contraiga y relaje los músculos vaginales, como si iniciara y detuviera el flujo urinario). Sin ese exceso de líquidos provenientes de la relación sexual, será más fácil la observación del moco cervical.

Noches consecutivas

Después de tres ciclos, aproximadamente, usted podrá diferenciar fácilmente el moco cervical, del semen y del líquido viscoso de la excitación. Si en la mañana los líquidos seminal y vaginal se han secado y usted permanece totalmente seca durante al menos 10 horas, podrá tener contacto sexual en noches consecutivas.

DÍAS Y NOCHES FÉRTILES

Si usted observa manchas, moco húmedo y cremoso, o partículas de moco elástico, usted está en su fase fértil.

Es posible que usted no observe moco, pero si tiene tan solo una sensación de humedad viscosa, usted está en su fase fértil.

Usted será fértil hasta la noche del cuarto día seco consecutivo inmediatamente posterior a la terminación del moco, la humedad viscosa o el manchado.

Para evitar un embarazo, evite todo contacto genital en cualquier día o noche fértil. Esto significa abstenerse totalmente de la relación sexual, incluyendo el coito interrumpido.

DÍAS Y NOCHES INFÉRTILES

En la noche del cuarto día seco consecutivo después de que haya terminado la humedad viscosa o el manchado, usted estará en su fase infértil. Desde ese momento, puede tener relaciones sexuales a cualquier hora del día o de la noche hasta el comienzo de la próxima menstruación, siempre que el moco permanezca seco.

Para evitar el embarazo en los días o noches fértiles, no permita que ni siquiera una gota de semen entre en contacto con la parte interior o exterior de su vagina. Los millones de espermatozoides presentes en una sola gota de semen pueden ascender por los canales del moco fértil y producir un embarazo.

A veces, las relaciones sexuales ocurridas durante la fase fértil resultan en embarazo, aun usando métodos anticonceptivos de barrera. Si una sola gota de semen escapa a la crema o espuma espermaticida, el moco puede mantener vivos a los espermatozoides hasta la ovulación.

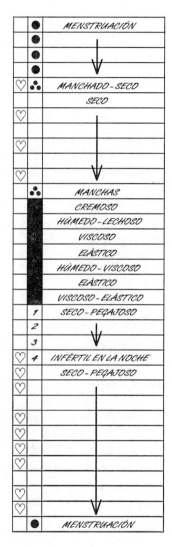

P. Si tiene una sensación húmeda o viscosa al limpiar la vagina, pero no observa moco ¿está usted en la fase fértil?

R. Sí.

P. Si se siente seca al limpiar la vagina, pero detecta moco o manchas ¿está usted en la fase fértil?

R. Sí.

P. Si observa o siente moco húmedo viscoso o manchas sólo en una oportunidad durante el día ¿está usted en la fase fértil?

R. Sí.

P. Una vez que termina el moco ¿cuándo volverá a empezar la fase de infertilidad?

R. En la noche del cuarto día seco consecutivo.

El "día pico" y la ovulación

El último día de moco suele conocerse como el "día pico". La ovulación se produce, por lo general, en el día pico o el día siguiente. Entre el 10 y el 15% de las veces, las mujeres ovulan dos o, con menos frecuencia, tres días antes o después de que termine el moco.[1]

Después de la ovulación, el óvulo permanece vivo y puede ser fecundado durante 12 a 24 horas. Pero recuerde: cada día de moco es potencialmente fértil, puesto que el moco mantendrá vivos a los espermatozoides hasta que el óvulo esté listo.

CÓMO LOGRAR
UN EMBARAZO

Ahora que ya sabe cuáles son sus días más fértiles, usted puede planificar un embarazo cuando lo desee.

Si usted quiere quedar embarazada, deberá tener relaciones sexuales en los días y noches de abundante moco húmedo, viscoso o elástico.

El último día de moco y el día inmediatamente siguiente son, por lo general, los más fértiles de todos. También tenga relaciones el segundo día después de que el moco termine.

El moco mantendrá los espermatozoides vivos durante 3 a 5 días, hasta la ovulación; por eso no es necesario que usted tenga relaciones sexuales todos los días de moco. De hecho, se recomienda especialmente esperar más o menos un día antes de volver a tenerlas, a fin de que en el término de 40 a 48 horas aumente de nuevo el recuento espermático de su pareja.

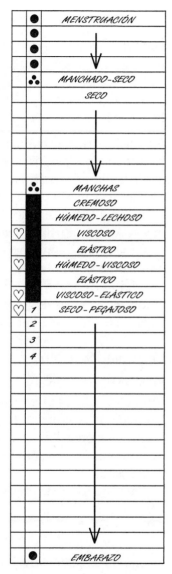

Fases fértiles poco frecuentes

Es posible que algunas mujeres tengan que esperar meses o años para ver o sentir el moco fértil. Pero una vez aparece, aunque sea sólo por unas pocas horas, el moco señala el tiempo de mayor fertilidad.

Fecha de la concepción y fecha del parto

Algunas veces, la fecha del parto se determina por medio de cálculos anticuados basados en el método del ritmo: se cuentan 7 días desde la última menstruación, y a esta fecha se le sustraen 3 meses. Este cálculo impreciso supone que la ovulación ha ocurrido en el día 14. En cambio, es más exacto basar el cálculo en el moco. Aun si la pareja tiene relaciones en los primeros días de moco, la concepción propiamente dicha sólo se produce más tarde, cuando ocurre la ovulación, que suele producirse en el último día de moco o un día después. La fecha del parto será, entonces, 266 días después de la concepción, con un margen de error de 6 días más o menos.

Confirmación natural del embarazo

Si no se ha iniciado el periodo menstrual 17 días después de que el moco fértil evidente terminó, usted probablemente estará embarazada. Una temperatura basal alta durante 17 días después de la terminación del moco evidente confirmará el embarazo, a menos que usted esté enferma y tenga fiebre (véase el capítulo *La temperatura*).

Durante todo el embarazo, la temperatura permanecerá alta como resultado de la progesterona, conocida como la "hormona del embarazo".

¿Cuánto tiempo tomará lograr un embarazo?

Una pareja con un nivel de fertilidad normal puede tener relaciones sexuales durante una a seis — o más — fases fértiles antes de lograr un embarazo.

P. Para lograr un embarazo ¿cuándo debe una pareja tener relaciones sexuales?
R. Una mujer es potencialmente fértil siempre que haya moco húmedo, viscoso o elástico. Los días más fértiles de todos son el último día de moco y el primero o los dos primeros días después de que termina el moco.

P. ¿Debe la pareja tener relaciones sexuales todos los días durante el período de moco?
R. No, por el contrario, se recomienda esperar de 40 a 48 horas entre una y otra relación, para permitir que el hombre recupere su recuento espermático.

P. ¿Puede una mujer quedar embarazada cuando tiene relaciones sexuales en los días de moco húmedo, cremoso o pastoso, o cuando casi no hay moco?
R. Sí. Las mujeres pueden quedar embarazadas cuando tienen relaciones sexuales en días de moco, sea éste pegajoso, cremoso, pastoso o, incluso, escaso.

P. ¿Qué tipo de moco es el más fértil?
R. El moco abundante, húmedo, elástico o transparente es muy fértil. Sin embargo, recuerde que incluso la más mínima humedad o la más mínima cantidad de moco habilita a la mujer para quedar embarazada.

OVULACIÓN RETARDADA (Ciclos de estrés)

Una situación de mucho estrés puede retardar la ovulación. El moco se acumulará, irá disminuyendo gradualmente, y luego, unos cuantos días o semanas más tarde, volverá a comenzar.

A veces, la primera señal de moco no tiene una apariencia tan viscosa ni es tan evidente como de costumbre. Pero siga observando hasta detectar el comienzo del moco fértil.

En realidad, la ovulación sólo ocurre una vez en cada ciclo, cuando termina el moco fértil. La menstruación comenzará de 10 a 16 días después de la ovulación.

Si usted tiene dudas acerca de su moco, un cuadro de temperatura le ayudará a confirmar si la ovulación ha terminado (véase el capítulo *La temperatura*).

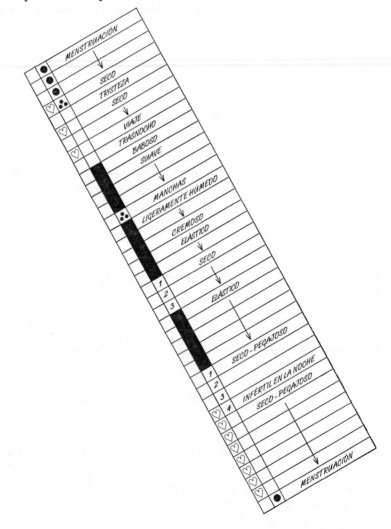

Factores de estrés que suelen retardar la ovulación:
los viajes
un nuevo empleo
las emociones
perder o ganar peso rápidamente
las preocupaciones
hacer más ejercicio del normal
las enfermedades
los cambios súbitos en la dieta
los cambios de residencia
irse a estudiar a otro lugar
los problemas familiares
trabajar en un proyecto importante
la tristeza
recibir huéspedes
prepararse para la celebración de una fiesta
y muchos más

El control natural de la fertilidad sigue funcionando

Tanto su organismo como sus signos de fertilidad reaccionan a las situaciones de estrés en forma predecible. Por consiguiente, no hay que desanimarse con el método de la ovulación si se presentan ovulaciones tempranas o retardadas. El moco siempre le indicará la situación real. Sea honesta con usted misma y con su pareja; analicen conjuntamente la situación y diseñen un plan para evitar el embarazo mientras sus observaciones del moco sean confusas.

La causa del retraso en la ovulación

La glándula pituitaria, que controla el momento de la ovulación, es muy sensible a las emociones, a la luz, a la dieta y a otros factores de estrés. Por consiguiente, el estrés puede hacer que la pituitaria altere el tiempo de la ovulación. No obstante, usted puede aliviar los efectos del estrés sobre su organismo mediante ejercicio, dieta, ejercicios de relajación o "afirmaciones" (véase la página 139).

P. ¿Está usted actualmente viviendo alguna situación de estrés que pueda afectar el momento de aparición de su fase fértil? ¿Prevé alguna situación de estrés en el futuro?

1.

2.

3.

P. Si su moco es confuso y la ovulación está retrasada ¿qué piensan hacer usted y su pareja?

1. Una regla general para el uso de los métodos naturales es: "En caso de duda, espera".

2. Los métodos naturales recomiendan encontrar otras formas de expresar amor, diferentes de la relación sexual. Para algunas ideas, vea el capítulo *Estrategias prácticas.*

3. Hay parejas que prefieren no seguir utilizando los métodos naturales, y utilizar temporalmente los métodos de barrera que, generalmente, aunque no siempre, evitan el embarazo.

4. Otras parejas "esperan" o suponen que no están en la fase fértil y tienen relaciones sexuales. Naturalmente, en estos casos se puede presentar un embarazo.

CICLOS CORTOS

El moco fértil puede comenzar durante la menstruación. La sangre viscosa de la menstruación puede ocultar la presencia del moco viscoso. Por consiguiente, todos los días de la menstruación se consideran fértiles.

Una vez que el sangrado disminuya, usted notará si permanece seca todo el día, o si tiene moco húmedo y viscoso.

Los días de moco húmedo y viscoso son fértiles. Para evitar el embarazo, evite tener relaciones sexuales o contacto genital hasta la noche del cuarto día seco consecutivo después de que terminen el moco y el sangrado.

Cualquier mujer puede tener, eventualmente, un ciclo corto, sobre todo si está sometida a una situación de mucho estrés o si se aproxima a la menopausia. Por lo tanto, aunque usted haya tenido 10 años de ciclos largos, el siguiente ciclo puede ser corto. Evite sorpresas observando regularmente el estado de su moco, cada vez que vaya al baño.

●	MENSTRUACIÓN
●	|
●	|
●	↓
⦙	MANCHAS - HÚMEDO
⦙	↓
▉	HÚMEDO - VISCOSO
▉	ELÁSTICO
▉	HÚMEDO - VISCOSO
1	SECO
2	|
3	|
♡ 4	
♡	
♡	
♡	
♡	
♡	
♡	
♡	↓
●	MENSTRUACIÓN

MANCHAS O SANGRADO

Las manchas que se presentan al final de su periodo menstrual indicarán infertilidad sólo si usted se siente seca durante todo el día.

Cualquier manchado no menstrual que se presente en otros momentos de su ciclo indica posible fertilidad. El manchado puede ser de color rosa, café o rojo.

Usted debe considerarse fértil hasta la noche del cuarto día seco consecutivo después de que termine el manchado. Si usted no ha observado realmente la presencia de moco fértil húmedo y viscoso, es posible que aún no haya ovulado; por consiguiente, siga observando.

	●	MENSTRUACIÓN
	●	↓
♡	∴	MANCHADO-SECO
	∴	MANCHADO-SECO
♡		SECO
♡		↓
	∴	MANCHAS
	∴	↓
	1	SECO
	2	
	3	
♡	4	↓
■		HÚMEDO -LECHOSO
■		CREMOSO
■		ELÁSTICO
■		↓
	∴	MANCHAS
	1	SECO
	2	
	3	
♡	4	
♡		↓

Sangrado anormal

El "sangrado anormal", fuera del periodo menstrual regular, suele ocurrir durante la lactancia, la pre-menopausia o cuando usted acaba de suspender las píldoras anticonceptivas. Además, los quistes ováricos o cualquier otro problema de salud pueden producir sangrado irregular o manchas, diferentes de la menstruación normal. Consulte a su médico en caso de cualquier sangrado anormal.

El sangrado cíclico y el D.E.S.

Si su madre recibió la droga D.E.S. (dietilestilbestrol) durante el embarazo del que usted nació, es posible que usted tenga sangrado o manchado recurrente cíclico. En este caso, su registro del moco indicará la presencia de un "sangrado anormal" cíclico que ocurre en forma regular, lo que le permitirá evitar el uso de medicamentos o tratamientos innecesarios.

CICLOS ANOVULATORIOS

Es posible que, alguna que otra vez, usted no tenga ovulación (ciclo anovulatorio). En estos casos, cuando ningún óvulo es liberado, el ciclo será infértil, y el moco será acuoso, de apariencia "intermedia" y no tan viscoso ni evidente como de costumbre.

Se recomienda paciencia. Y recuerde: siempre que usted no esté segura de la apariencia del moco, es mejor que suponga que está en la fase fértil.

●		MENSTRUACIÓN
◑		
●		
◑		
●		↓
♡	••	MANCHADO - SECO
		SECO
♡		↓
		LIGERAMENTE HÚMEDO
		ACUOSO
	1	SECO
		BABOSO
		↓
	1	SECO
	2	↓
		LIGERAMENTE HÚMEDO
		ACUOSO
		LECHOSO
	1	SECO
		PASTOSO
		VISCOSO
		HÚMEDO
	1	SECO
		HÚMEDO
	1	SECO

Las atletas que corren largas distancias y las bailarinas de ballet suelen tener ciclos anovulatorios con escaso flujo menstrual. Las mujeres vegetarianas y aquellas que restringen su consumo de grasa y proteínas también son propensas a tener ciclos anovulatorios. Lo mismo sucede con las anoréxicas y bulímicas. Según las circunstancias particulares de cada caso, una mujer puede aumentar el consumo de aceites vegetales insaturados y no procesados, y de proteínas, o reducir gradualmente el ejercicio hasta que la ovulación se normalice.

Si no hay ovulación, la temperatura permanecerá relativamente baja durante el ciclo normal. El flujo menstrual puede ser fuerte, reducido, escaso o nulo, según la causa de la anovulación.

Durante el embarazo, la mujer no ovula; su moco tendrá una consistencia seca, grumosa y pegajosa, y su temperatura permanecerá alta.

PATRÓN DE INFERTILIDAD DEL MOCO QUE NO CAMBIA DE APARIENCIA

Es posible que usted observe, día tras día, la presencia de una pequeña cantidad de flujo consistente en un moco pastoso, pegajoso y seco, que permanece siempre igual. En este caso, lleve un cuidadoso registro durante tres ciclos completos y consulte a su médico.

MOCO QUE CAMBIA CONSTANTEMENTE

Un moco pegajoso o abundante, que cambia día a día, puede ser el resultado de un cuello uterino lesionado por una cirugía, una enfermedad, o por la exposición de la mujer a la droga dietilestilbestrol (D.E.S.) mientras estaba en el seno materno.

Si su moco cambia constantemente, el registro de la temperatura puede serle de gran utilidad. También puede consultar a su médico para que le ayude a diferenciar el moco fértil de otros tipos de flujo.

Si el flujo tiene olor y es irritante, es posible que usted tenga una infección vaginal (véase el capítulo *Infecciones vaginales,* donde se indican algunos remedios). Un flujo inodoro, no irritante, también puede indicar un problema médico. Si no existe ningún problema médico, el flujo no requiere tratamiento. Con la prác-

tica, muchas mujeres aprenden a distinguir entre el moco viscoso fértil y los tipos de flujo que pueden presentarse diariamente.

A menos que tenga problemas graves en el cuello uterino,
como cáncer, usted debe evitar someterse a una *biopsia de cono*,
conocida también como *conización*. Este procedimiento destruye
las criptas del cuello uterino, y la reducción de éstas significa que
habrá menos moco, una disminución en el nivel de fertilidad, y
mayor dificultad para identificar su fase fértil.

La variación entre uno y otro ciclo
es normal

Normalmente, la cantidad de moco
varía de un ciclo a otro. Sin embargo, sabemos que incluso una mínima cantidad de moco fértil puede
ayudar a que se produzca la concepción.

Es posible que usted ovule temprano en un ciclo y más tarde en el
siguiente, pero el moco siempre le
indicará sus momentos de fertilidad.

PRESENCIA DE FLUJO VISCOSO ANTES DE LA MENSTRUACIÓN

En algunos ciclos, es posible que
usted observe un flujo húmedo, viscoso, elástico o transparente pocos
días antes de la menstruación. No
obstante, si durante ese ciclo usted

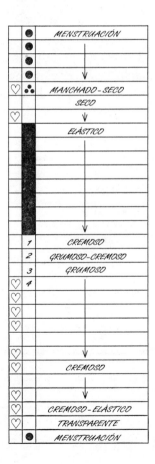

ya tuvo una fase fértil evidente, este flujo será infértil. Pero, piense: ¿vivió usted alguna situación de estrés durante la primera parte de ese ciclo menstrual? Si así fue, es posible que el moco fértil haya aparecido más temprano, que haya cesado temporalmente y que ahora pueda estar apareciendo de nuevo.

Un cuadro de registro de la temperatura podrá confirmar si el flujo es fértil o no. Véase el capítulo *La temperatura*.

DURACIÓN DE LOS CICLOS Y MENSTRUACIÓN

La menstruación casi siempre comienza de 10 a 16 días (cerca de dos semanas) después de que termina el moco. Lo que varía de ciclo a ciclo es el número de días que transcurren entre la menstruación y la ovulación, y esto es lo que ocasiona las diferentes duraciones de los ciclos.

Tanto los ciclos largos, como los cortos y los irregulares son absolutamente normales. Pero si usted lo desea, puede tratar de regular la duración de su ciclo con el uso de la luz (véase página 91), a fin de lograr ciclos de 29 a 31 días, menstruaciones más cortas pero más abundantes, y un patrón de moco más definido.

Durante la premenopausia, o cuando se reanuda la etapa de fertilidad después de la lactancia o de suspender los anticonceptivos orales, el número de días postovulatorios puede variar durante algunos ciclos.

Por lo general, el moco dura entre 3 y 9 días (con un promedio de 6 días). El flujo menstrual suele durar de 3 a 7 días (con un promedio de 5 días). La presencia de moco por más de 10 días puede indicar un problema de salud o una alergia. En este caso, consulte a su médico.

NOTAS

1.   *Cfr.* E. L. Billings y A. Westmore. *The Billings Method.* New York, Random House, 1980. T. W. Hilgers *et al.* "The Peak Symptom and Estimated Time of Ovulation". *Obstetrics and Gynecology,* Vol. 52, N° 5 (Nov. 1978).

LA TEMPERATURA
Método de la temperatura corporal basal

La temperatura de una mujer en las horas de la mañana, inmediatamente después de despertarse, es baja durante los días que transcurren entre el periodo menstrual y la ovulación. Cerca del tiempo de la ovulación, la temperatura aumenta y permanece alta durante unas dos semanas hasta la siguiente menstruación. La disminución de la temperatura antes de la ovulación se debe al efecto de la hormona estrógeno. Las temperaturas más altas reflejan los mayores niveles de la hormona progesterona secretados después de la ovulación.

Usted puede utilizar su cuadro o gráfica de temperatura para identificar los días infértiles después de la ovulación.

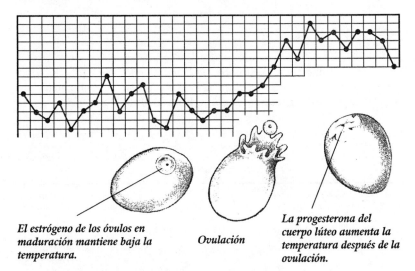

El estrógeno de los óvulos en madicuración mantiene baja la temperatura.

Ovulación

La progesterona del cuerpo lúteo aumenta la temperatura después de la ovulación.

No existe una gráfica "típica" de temperatura

Aunque su gráfica de temperatura sea muy diferente de otras que usted haya visto, sigue siendo totalmente normal. Después de estudiar más de 20 000 gráficas de temperatura, el doctor Rudolph Vollman llegó a la conclusión de que no hay dos gráficas iguales.[1] Tampoco hay un punto específico en la gráfica que indique el día de la ovulación.

¿Se puede utilizar sólo la observación del moco, o la del moco más la de la temperatura?

Usted puede utilizar sólo la observación del moco para un control eficaz de la fertilidad, si así lo desea. Muchas mujeres creen que ése es el método más sencillo. Pero si lo prefiere, usted puede agregar también el método de la temperatura. El uso de ambos métodos, el moco y la temperatura, se conoce como el *método sintotérmico*.

Cuándo debe utilizarse el método de la temperatura

• **Para incrementar el nivel de confianza.** La observación de su temperatura le ayudará a ganar confianza, a medida que usted aprende a interpretar el patrón del moco. La gráfica de la temperatura también puede ayudarle a determinar si un flujo viscoso anterior a la menstruación indica fertilidad o no.

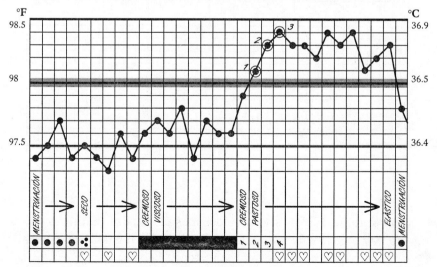

- **Después de la píldora.** Después de que una mujer suspende los anticonceptivos orales, puede observar, durante varias semanas, la presencia de un moco húmedo y confuso que no permite una determinación segura. En este caso, la temperatura puede ser el signo más evidente de que la ovulación ha terminado y ha comenzado la fase infértil.

- **Para lograr un embarazo.** Si su temperatura permanece baja hasta 1 o 2 días después del último día de moco, es posible que usted esté ovulando después de la terminación del moco. Asegúrese de tener relaciones sexuales en el día o los dos días inmediatamente posteriores a la terminación del moco, puesto que no debe haber suficiente cantidad de moco para que sobrevivan los espermatozoides.

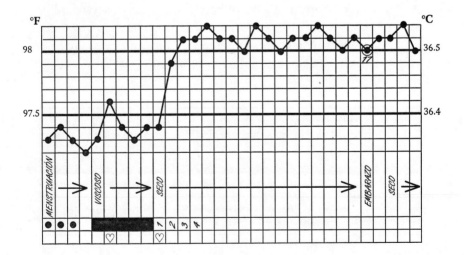

- **Para confirmar el embarazo.** Si su temperatura permanece alta durante 17 días seguidos después de finalizar el moco, y si no hay menstruación, estará confirmado el embarazo (a menos que usted se encuentre enferma y tenga fiebre).

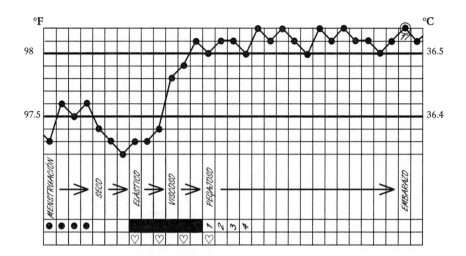

- **Ovulación retrasada a causa del estrés**. Una temperatura que permanece baja, estará indicando que aún no se ha producido la ovulación. Por otra parte, la gráfica de la temperatura señalará cuándo ha terminado la ovulación y usted está en la fase infértil (de la misma manera que usted lo puede determinar con la cuidadosa observación del moco).

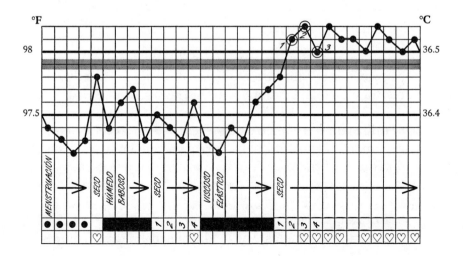

- **Problemas del cuerpo lúteo.** Las altas temperaturas que se presentan después de la ovulación se deben a la hormona progesterona. La progesterona es secretada por el *cuerpo lúteo,* folículo que rodea al óvulo durante el proceso de maduración. Si su cuerpo lúteo no produce suficiente progesterona para sostener un embarazo, la temperatura bajará súbitamente y la menstruación comenzará nueve días, o menos, después de que termine el moco.

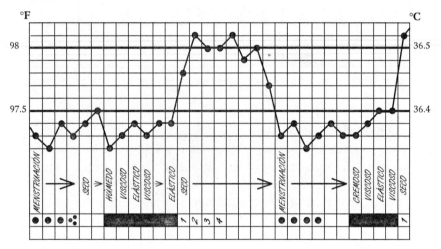

Cómo tomar su temperatura

1. **Tome su temperatura cada día apenas se despierte,** antes de comer, beber, fumar o cepillarse los dientes. De ser posible, tome su temperatura a la misma hora cada día.

2. **Si utiliza un termómetro de mercurio** por vía oral, coloque el termómetro bajo la lengua durante tres minutos; no hable durante este tiempo. Si necesita el máximo de precisión, tome la temperatura por vía rectal o vaginal, durante tres minutos.

Si utiliza un termómetro digital por vía oral o vaginal, sólo requerirá 1 o 2 minutos, y no tendrá que maltratarse la muñeca sacudiendo el termómetro para bajar la columna de mercurio. Además, los termómetros digitales no se rompen tan fácilmente como los termómetros de vidrio.

3. **Registre la temperatura en su gráfica.** Anote la hora a la que tomó su temperatura, si fue diferente de la habitual. No olvide anotar también si tiene fiebre, o si su sueño fue intranquilo.

Tomar la temperatura a una hora no habitual, acostarse tarde, beber alcohol, tomar una comida demasiado tarde, la enfermedad, el ejercicio o el uso de una manta eléctrica pueden alterar las lecturas de su temperatura. En estos casos, y cuando tenga fiebre, es posible que su temperatura no refleje con precisión el estado de su fertilidad.

Cómo interpretar su gráfica de temperatura

Las siguientes son las instrucciones para una de las formas de interpretar la gráfica de su temperatura.

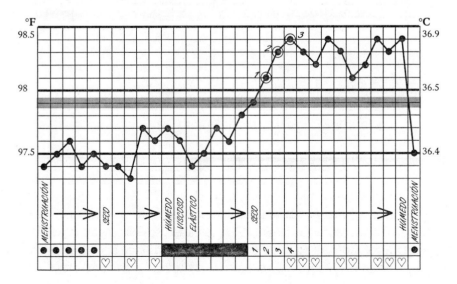

1. Encuentre las seis temperaturas bajas inmediatamente anteriores al momento en que su temperatura empezó a subir.

2. Trace una línea un décimo de grado por encima de la más alta de estas seis temperaturas.

3. La noche en que registre, por tercera vez consecutiva, una temperatura por encima de esa línea, usted estará probablemente en la fase infértil, a menos que el moco muestre fertilidad.

4. Por supuesto, si usted quiere ser aún más cuidadosa, puede esperar un día más.

Su temperatura corporal basal puede ser mucho más alta o más baja que las temperaturas indicadas en este libro.

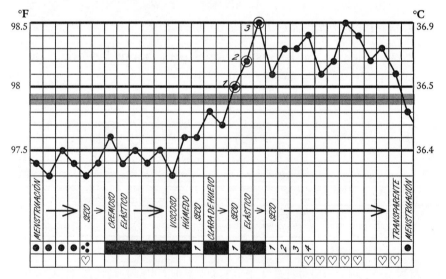

En la anterior gráfica, la temperatura indicó infertilidad cuando el moco todavía indicaba fertilidad. En este caso, se debe seguir la señal del moco. (Consulte con un especialista en fertilidad acerca de este tipo de gráfica, sobre todo si hay moco durante más de 10 días.)

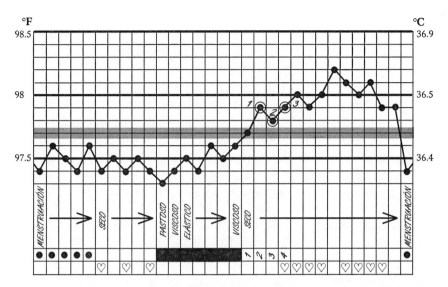

Si no es evidente cuál fue su último día de temperatura baja, usted puede utilizar el Método Vollman (véanse las instrucciones en la página 56) para conocer el estado de su fertilidad.

Cuando se utiliza únicamente el método térmico

Si usted desea utilizar sólo el método de la temperatura, evite

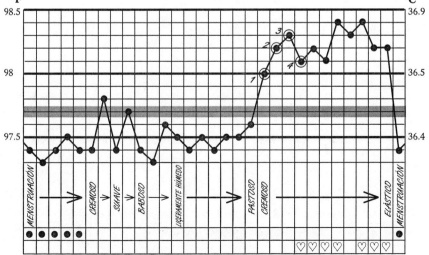

tener relaciones sexuales antes de la ovulación, y tenga contacto sexual sólo después de que la gráfica de temperatura indique que la ovulación ha terminado y, con ella, la fase fértil.

Emplear únicamente el método de la temperatura es especialmente útil después de una cirugía o un daño del cuello uterino, cuando se tiene una infección vaginal o si, por el momento, las señales de su moco son confusas.

El Método Vollman o método de intercepción media

Este método fue diseñado por el doctor Rudolph F. Vollman, y es considerado como una de las formas más precisas de utilizar la gráfica de la temperatura.

1. Cuando comience su periodo menstrual, determine cuál fue la temperatura promedio del ciclo que acaba de terminar. Por ejemplo, si su ciclo fue de 32 días, usted debe sumar las 32 temperaturas y luego dividir el total por 32.

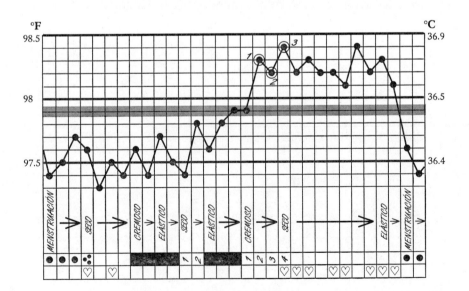

(Usted debe contar, claro está, con el registro completo de las temperaturas del ciclo — es decir, las temperaturas de todos los días transcurridos entre un periodo menstrual y el siguiente — para que el método Vollman pueda dar resultado.)

2. En la gráfica de su ciclo actual, trace una línea continua a la altura de la temperatura promedio de su último ciclo.

3. Determine el promedio de cada ciclo. Nunca utilice los promedios de meses o años anteriores.

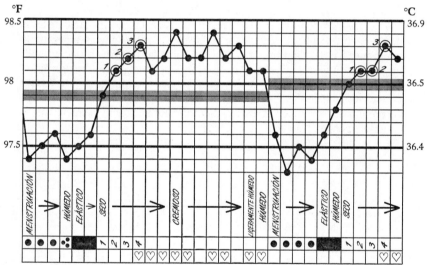

4. En la noche en que usted registre la tercera temperatura con secutiva por encima de esa línea, habrá comenzado su perio do de infertilidad.

5. Sin embargo, si su moco tiene una consistencia viscosa, o si usted se encuentra en medio del periodo de abstención de los cuatro días secos, siga las indicaciones del moco, sin importar lo que indique su temperatura.

Recuerde: en la noche del tercer registro de temperatura por encima de la línea comienza la infertilidad, a menos que el moco indique fertilidad.

Determine siempre un promedio para cada ciclo.

NOTAS

1. R. F. Vollman. *The Menstrual Cycle*. Philadelphia, W. B. Saunders Co., 1977. Después de estudiar 20 672 ciclos menstruales con registros de temperatura corporal basal, Vollman concluyó: "La sucesión de temperaturas corporales basales día tras día demuestra todas las posibles variaciones en una misma mujer y entre distintas mujeres. Por consiguiente, resulta difícil definir un número práctico de patrones sin producir gráficas abstractas y potencialmente distorsionadas. Las fluctuaciones diarias de la temperatura corporal basal son específicas de cada mujer; de hecho, son características de índole personal".

ENERGÍA, CAMBIOS DE ÁNIMO Y FERTILIDAD

Si usted registra en un cuadro sus cambios de ánimo, sus pensamientos, sus emociones y sus niveles de energía, conjuntamente con las observaciones de su moco cervical, podrá ver que existe una estrecha relación entre estos fenómenos y sus cambios de fertilidad. Aunque algunas mujeres no detectan cambios cíclicos en su ánimo o en su nivel de energía, aquéllas que son capaces de predecir estos cambios pueden programar en forma más eficaz su trabajo y sus actividades a nivel social y familiar. El hecho de saber cuándo esperar cambios físicos y emocionales también ayuda en el tratamiento del síndrome premenstrual (SPM).

A medida que aumenta el nivel de estrógeno y se aproxima la ovulación, muchas mujeres experimentan las siguientes sensaciones:

- Aumento de la sensualidad y del deseo sexual, y mayor sensibilidad al afecto. Estos sentimientos son señal importante de que la etapa de fertilidad está cerca. No es coincidencial que la palabra *estrógeno*, la hormona de la fertilidad, provenga de raíces griegas que significan "producción de un deseo loco".

- Aumento de la energía, de la capacidad de concentración y de la capacidad de trabajo. Menor interés por el sueño y la comida. Optimismo, entusiasmo, agudeza y agilidad mental.

- La piel adquiere una textura más suave y radiante, lo que es evidente tanto para cada mujer como para los demás.

- Sensación de humedad, plenitud y apertura de la región vaginal, que tanto la mujer como su compañero pueden detectar.

• Aumento de la confianza en sí misma y del magnetismo en sus relaciones con los demás, lo que se expresa a través de una conversación agradable y un mayor grado de sociabilidad.

• Sueños sexuales o sueños relacionados con bebés. Algunas mujeres sienten una voz interior que clama por lograr un embarazo cuando tienen relaciones sexuales inmediatamente antes o durante la fase fértil.

• Euforia y una clara sensación de fertilidad, que algunas mujeres interpretan como indicio de la ovulación.

Después de la ovulación

Cuando la fase fértil termina, algunas mujeres pueden experimentar una repentina sensación de depresión o desaliento. De hecho, algunas identifican este cambio emocional con el comienzo de la fase "post-pico", aparte de la súbita ausencia de moco. A veces, el deseo sexual disminuye, aunque muchas mujeres tienen mayor deseo sexual durante la menstruación. Es frecuente que el vello facial y corporal crezca más grueso y más rápido.[1]

Registre en su cuadro o gráfica de fertilidad todos los cambios físicos y emocionales que experimente. ¿Observa usted que en sus ciclos se presentan los mismos estados de ánimo o los mismos síntomas cierto número de días después de que termina el moco?

Síndrome premenstrual (SPM)

Muchas mujeres se sienten bastante molestas, emocional y/o físicamente, antes de la menstruación; y después de la menstruación se sienten bien. Estas mujeres sufren de síndrome premenstrual, condición física que puede ser tratada. Algunos de los síntomas comunes del SPM son:

nerviosismo	*dolores de cabeza*
irritabilidad	*deseo de consumir dulces*
crisis de ira	*(sobre todo chocolate)*
ansiedad	*aumento del apetito*
repentinos cambios de ánimo	*fatiga*
sensación de estar fuera de control	*palpitaciones*
depresión	*mareos o desmayos*
tendencia a olvidar las cosas	*falta de coordinación*
crisis de llanto	*incoherencia*
confusión	*falta de interés en el sexo o mayor*
sensación de locura	*interés por la relación sexual*
aumento de peso	*acné*
hinchazón, retención de agua	*letargo*
sensibilidad de los senos	*estreñimiento*
flatulencia abdominal	

Por lo general, los factores que originan el síndrome premenstrual son de carácter hormonal, como comenzar a tomar píldoras anticonceptivas, o suspenderlas, dar a luz, o ligarse las trompas. Por otra parte, el síndrome premenstrual también puede presentarse como resultado del estrés, la dieta o la falta de ejercicio.

Algunos consejos de autoayuda para aliviar el síndrome premenstrual

• Haga, al menos, 10 minutos de ejercicio al día.

• Reduzca el consumo de azúcar, sal, cafeína y alcohol. Coma más frutas frescas, vegetales y alimentos enteros no refinados. Sustituya el café por agua aromática.

• Practique, todos lo días, ejercicios de relajación, estiramiento, yoga, meditación, etc.

• Programe actividades menos tensionantes para los días de menor energía, y para la fase fértil, programe las actividades que requieran mayor energía.

- Consuma más alimentos ricos en vitamina B6, magnesio y calcio. Estos alimentos incluyen, entre otros:

   Vitamina B6: arroz integral, soya y otros granos, pescado, hortalizas de hojas verdes, bananos, aguacate, harina de trigo entero o harina de cebada, uvas pasas, melón, semillas de girasol (sin tostar).[2]

   Calcio: productos lácteos, hortalizas de hojas verdes, harina de semillas de ajonjolí, bróculi, okra, queso de soya, fríjoles de soya[3].

   Magnesio: habas, remolacha y otros vegetales oscuros de hoja verde, trigo sarraceno, harina de trigo integral, y nueces como marañones y almendras.[4]

- Procure la participación y ayuda de aquellos que conviven con usted. Cuénteles qué está tratando de cambiar y pídales su cooperación. Por ejemplo, ellos pueden apoyar sus cambios de dieta o ayudarle a encontrar algún tiempo para hacer ejercicio.

- Los suplementos vitamínicos, el tratamiento con progesterona y otras intervenciones pueden ser recomendadas por su médico. Registre sus síntomas en la gráfica de moco y temperatura, antes, durante y después del tratamiento.

El síndrome premenstrual es una realidad para un alto porcentaje de mujeres

No todas las mujeres experimentan el síndrome premenstrual, pero las que lo sufren merecen apoyo y deben saber que el SPM responde al tratamiento y a la autoayuda. Si aprendemos a controlar las causas, podremos "contrarrestar el mito de que todas las mujeres, por naturaleza, pasan por periodos regulares de imprevisibilidad y menor grado de competencia".[5]

Cómo manejar los cambios de ánimo

A medida que vaya conociendo su propio patrón de estados de ánimo, usted tendrá la oportunidad de programar las reuniones importantes, los proyectos o las reuniones sociales para sus fases fértiles y dejar las actividades menos exigentes para los días de bajo nivel de energía. Una lectora solía programar fiestas mientras se encontraba en el periodo fértil, llena de optimismo y energía; dos semanas más tarde, cuando la fecha de la fiesta llegaba, ella se encontraba letárgica y malhumorada, en los días previos a la menstruación. Después de unos cuantos ciclos, ella descubrió este patrón, y ahora programa sus fiestas para que coincidan con sus fases fértiles, sociables.

Otra mujer solía iniciar discusiones en forma súbita, y después de un par de días este ánimo agresivo desaparecía sin razón aparente. Ella fue notando que sus crisis de ira siempre estallaban en el décimo u onceavo día después de finalizar el moco. Entonces decidió prestar más atención a las situaciones molestas, en lugar de limitarse a esperar que desaparecieran. Ahora ella podía analizar calmadamente sus problemas con anticipación, cuando se sentía más fuerte, en lugar de explotar más tarde, en los momentos en que se encontraba fuera de control.

Cuestione su propia negatividad

Toda la potencia de un estado de ánimo negativo puede canalizarse en una dirección nueva, positiva. Alguna vez una mujer me dijo: "Justo en los días anteriores a mi periodo menstrual es cuando logro hacer el mayor número de cosas. Simplemente me cansé de mis estados de ánimo negativos y decidí convertirlos en los más productivos de todo mi ciclo".

NOTAS

1. R. Rosenthal, electrólogo. Observaciones personales hechas a la autora.

2. L. Robertson, C. Flinders, B. Godfrey. *Laurel's Kitchen, a Handbook for Vegetarian Cookery and Nutrition.* Decimatercera impresión, Bantam Books, abril 1982, p. 473.

3. *Ibid.*, p. 492.

4. *Ibid.*, p. 498.

5. *PMS: Premenstrual Syndrome.* Publicación de Network Publications, una división de ETR Associates, Santa Cruz, CA.

ESTRATEGIAS PRÁCTICAS

Fuera de la esterilización, no tener relaciones sexuales durante el periodo fértil de la mujer es la forma más segura de evitar los embarazos. ¿Cómo puede una pareja generar la suficiente cooperación y amor que haga crecer su relación durante el periodo fértil, mientras aplaza el acto sexual?

Cómo profundizar la intimidad sin tener sexo

La siguiente es una agradable actividad que la pareja puede compartir todos los días: siéntense o acuéstense juntos, tranquilos, durante cinco minutos, mirándose a los ojos. No hablen, sólo sientan el calor y la proximidad. Recuerden momentos en los que se hayan sentido íntimos, o imaginen cómo les gustaría sentirse con el otro. Después, compartan afecto y hablen, por turnos, de lo que cada cual sintió.[1] Abrazarse durante un minuto cada día también promueve la intimidad.

Intente lograr una comunicación cooperativa

Para lograr una comunicación cooperativa, la pareja puede experimentar con la conversación. En primer término, hablen sobre la abstinencia sexual o sobre la fertilidad durante cinco minutos, expresándolo todo en forma de pregunta. En los siguientes cinco minutos, comiencen cada frase con la palabra *tú*. Durante otros cinco minutos, deben comenzar cada frase con la palabra *yo*. Por último, comiencen cada frase con la palabra *nosotros*. Este ejercicio les ayudará a descubrir cuáles son los enfoques antagónicos y cuáles los que promueven la cooperación y la relación de pareja.[2]

Cuando una mujer ha estado acostumbrada a encargarse por sí sola de la fertilidad y la anticoncepción, el compartir ese control con su pareja puede ser una experiencia nueva y desafiante para los dos. A veces, el simple enunciado de los hechos: "Hoy estoy fértil, hoy tengo moco fértil" puede lograr una respuesta cooperativa de parte del compañero.

La participación del hombre

Muchos hombres sienten curiosidad por descubrir los hechos relacionados con la fertilidad de su pareja, y saber que ellos desempeñan una función importante a través de la cooperación y la convivencia armónica con esos hechos. La paciencia, el amor y el respeto del hombre son contribuciones invaluables al éxito que pueda tener la pareja en la planificación familiar natural.

Además, el hombre puede participar ayudando a examinar el moco cervical de su pareja (o haciendo que la mujer se lo enseñe), anotando en el cuadro de moco la descripción de cada día, sacudiendo el termómetro o coloreando el cuadro de registro de fertilidad. Mantener este cuadro a la vista, o en lugar especial, contribuye a que tanto la mujer como el hombre sepan cada día en qué parte del ciclo se encuentra la mujer y, por lo tanto, la pareja. Cuanto más informados sobre su estado de fertilidad estén los dos, será más fácil para la pareja compartir la decisión de evitar o buscar un embarazo.

La postergación del acto sexual puede incrementar la intimidad y el amor de la pareja

Durante el periodo fértil, cada miembro de la pareja tendrá la oportunidad de demostrarle al otro su interés y su consideración, independientemente de su disponibilidad para tener relaciones sexuales. Como resultado, los dos se sentirán valorados tanto por su sexualidad como por sus demás atributos.

La abstinencia sexual revive en la pareja el deseo intenso de ser amantes. Evitar el contacto sexual puede llegar inclusive a restaurar el romance en una relación en la cual el sexo se da por hecho. Después de intentarlo por un tiempo, muchas parejas se sorprenden del grado de comunicación e intimidad que esto les permite alcanzar.

Actividades alternativas a las relaciones sexuales

¿Qué actividades afectuosas comparte usted durante el día con su pareja?

Trate de hacer una lista de estas actividades y de otras formas románticas, físicas y no físicas, que las parejas puedan utilizar para expresar sus sentimientos de cercanía emocional. Su lista puede incluir actividades que tal vez usted no practique, pero que haya sabido que los demás hacen, o sobre las cuales haya leído.

Algunas formas de compartir el amor y la sexualidad sin tener relaciones sexuales

Compartir una cena a la luz de las velas.
Tomar un baño juntos.
Ver una película juntos.
Hacerse masajes el uno al otro.
Interpretar música o cantar juntos.
Fantasear juntos.
Mirarse a los ojos.
Bailar.
Hacer ejercicio físico juntos.
Besarse, acariciarse, etc.
Meditar u orar juntos.
Dejarse mensajes de amor.
Hacerse regalos.
Leerle a su pareja en voz alta.
Hablar de los sentimientos mutuos de amor o deseo.

Sean creativos, hay miles de formas de mantener viva la vida sexual sin tener relaciones sexuales.

Agregue aquí sus sugerencias:

1.

2.

3.

4.

5.

Durante la fase fértil, hablen sobre sus sentimientos hacia la abstinencia sexual

Cada miembro de la pareja puede elaborar una lista de lo que piensa y siente con respecto a la abstinencia, y luego intercambiar listas.

Aspectos positivos	Aspectos negativos
1.	1.
2.	2.
3.	3.
4.	4.
5.	5.
otros ...	otros ...

Dramatizaciones

Ya sea en grupo o solos en su casa, intenten jugar a las drama-tizaciones. La mujer pretenderá que es el hombre y el hombre pretenderá que es la mujer, y entre los dos hablarán sobre la abstinencia. ¿Cómo se ve, desde la perspectiva de su pareja, la idea de adquirir cada vez mayor consciencia sobre la propia fertilidad, y utilizar este conocimiento para el control natural de la natalidad?

En una clase sobre el método de la ovulación, el grupo discutió acerca de los sentimientos de cada uno hacia la abstinencia durante el periodo fértil.[3] A continuación se presentan, textualmente, las respuestas obtenidas:

Negativas

- Genera frustración emocional.
- Requiere planificación, lo que ahuyenta o limita la espontaneidad.
- No se puede hacer el amor en fechas especiales si caen en el periodo fértil.
- "El sexo tiene que ser programado".
- El deseo sexual aumenta durante el tiempo de la ovulación.
- Es frustrante.
- Puede crear conflictos en la relación de pareja.
- No es culturalmente aceptable.
- Dificulta las relaciones a corto plazo.
- Es una responsabilidad aterradora.
- Existe la presión social de tener sexo constantemente.
- Se requiere un autocontrol difícil de lograr.
- Es frustrante si el periodo fértil se prolonga demasiado.
- Es difícil explicárselo a la pareja.
- Crea sentimientos de ira no expresada.
- Me asusta que mi pareja esté tratando de evitarme.
- Aumenta la tensión si la pareja no quiere cooperar.

Positivas

- Exige menos esfuerzo.
- Dejar los anticonceptivos es un alivio.
- Es una buena disciplina.
- El deseo aumenta, y así, cuando usted tiene relaciones sexuales, sucede algo especial.
- El sexo no se da por hecho en la pareja.
- Uno se vuelve más creativo.
- Aumenta la comunicación entre hombre y mujer.
- Ayuda a encontrar un compañero responsable.
- Se disfruta la participación activa del compañero.
- Aumenta la autoestima de la mujer que conoce y entiende las funciones de su cuerpo.
- El compañero aprende más sobre su cuerpo y sus estados de ánimo, y puede predecirlos mejor.
- Se fortalece la relación de pareja.
- Se experimentan otras formas de expresar afecto.
- Hay más comunicación acerca de nuestros cuerpos.
- Se comparte la responsabilidad.
- Durante los periodos infértiles, hay total tranquilidad de consciencia.
- No hay dispositivos ni medios que interfieran con la práctica del acto sexual.
- Se exploran alternativas sexuales diferentes del acto sexual mismo.
- No produce cáncer.
- Uno se siente bien, tanto espiritual como mentalmente.
- Se alcanza una relación más íntima con el yo interno.
- Ayuda a desarrollar su relación con su pareja en otros niveles.
- Se exploran nuevas formas de hacer el amor.
- El método de control natal es ejercido por los dos.
- No hay necesidad de apoyar la industria de los anticonceptivos.
- Es seguro y saludable.
- Se duerme bien en la noche.
- Lo aprueba mi religión.
- Despierta la creatividad.
- La mujer se siente protegida por su compañero.

- Aumenta el deseo.
- Aumenta la capacidad de soñar.
- Es un método anticonceptivo infalible.
- No cambia nada en el organismo.
- Clarifica los sentimientos sexuales.
- Es un método natural y barato.
- No tiene efectos secundarios.
- La anticipación es a veces mejor que el acto sexual mismo.

Las celebraciones

Toda mujer o toda pareja que esté utilizando los métodos naturales tendrá, en algún momento, un deseo inmenso de tener relaciones sexuales aunque esté en el periodo fértil. Ser consciente de estas posibles situaciones puede ayudarle a hacer planes con anticipación.[4] ¿Qué harán usted y su pareja, por ejemplo...

en los cumpleaños?
en el día del amor y la amistad ?
en la Navidad, el Año Nuevo u otra fiesta?
después de una discusión?
antes o después de un viaje o una separación?
cuando estén juntos, si con frecuencia no lo están?
después de ver una película romántica?
en un aniversario de bodas?
durante unas vacaciones?
cuando estén indecisos sobre si desean o no tener un hijo?

Formas de celebrar sin tener relaciones sexuales
1.
2.
3.
4.
5.

Los retos

Durante los mayores cambios y las transiciones más importantes de la vida, como la muerte de un familiar u otro momento de pérdida, o en momentos de dolor o incertidumbre, la mujer o la pareja pueden tener sentimientos ambivalentes con relación a evitar un embarazo, aunque con anterioridad ellos hayan decidido hacerlo. Discuta sinceramente con su pareja la manera como cada uno reaccionaría ...

durante una crisis emocional.
en un momento de gran estrés.
después de la muerte de uno de los padres u otro familiar.
cuando una hermana ha quedado embarazada o ha dado a luz.
después de decidir que van a tener otro niño "en el futuro".

al cambiar de trabajo o de carrera.
cuando se inicia una nueva relación.
cuando se piensa en terminar una antigua relación.
cuando otras personas los presionan para que tengan un hijo.

cuando se sienten solos o están buscando atención o ayuda.
cuando usted no está segura sobre las señales de sus signos de fertilidad.
cuando usted se niega la posibilidad de que pueda quedar embarazada.
cuando es necesario probar la propia fertilidad.
cuando usted está tratando de satisfacer a su pareja.

Lo que podríamos hacer en tiempos de retos
1.
2.
3.
4.
5.

Haga planes

¿Qué harán usted y su pareja para evitar el embarazo mientras usted esté fértil o no esté segura sobre su estado de fertilidad?

Las parejas que desean continuar usando el método natural suelen estar motivadas para encontrar formas alternativas de expresarse su amor, sin recurrir al acto sexual, hasta que estén seguras de estar en la fase infértil.

No obstante, algunas parejas deciden utilizar barreras anticonceptivas durante el periodo fértil para no "correr riesgos". Pero recuerde: siempre que la pareja use barreras anticonceptivas, estará dependiendo únicamente de la barrera para evitar el embarazo y no estará utilizando el método de la ovulación ni el método sintotérmico. Además, el semen puede escapar a la barrera y al espermaticida y entrar en el moco protector. Naturalmente, esto puede generar un embarazo.

Algunas estrategias para usar durante el periodo fértil, o cuando no se tiene certeza sobre el estado de fertilidad de la mujer

- **Para la menor probabilidad de embarazo:** Cree y comparta actividades románticas, y postponga el acto sexual.

- **Para una cierta probabilidad de embarazo:** Las barreras anticonceptivas y los espermaticidas generalmente evitan, pero no siempre, el embarazo.

- **Para una alta probabilidad de embarazo:** "Esperar" que la mujer no esté en su fase fértil y tener relaciones sexuales sin barreras. Hacer esto puede, obviamente, generar un embarazo.

Más estrategias prácticas

Los alimentos afectan sus estados de ánimo. Muchas personas experimentan un mayor impulso sexual después de ingerir alcohol o consumir otros alimentos. Reducir el consumo de estas comidas puede disminuir la urgencia de tener relaciones sexuales, y facilitar la continencia durante el periodo fértil.

La lectura. Existen muchos libros que tratan los temas de la abstinencia sexual y el control natural de la natalidad en forma clara, sencilla e informativa.[5]

Cree un grupo de apoyo. Usted puede formar un grupo de apoyo con algunos amigos que quieran aprender sobre los signos de fertilidad y cómo utilizarlos para lograr o evitar el embarazo en forma natural.

NOTAS

1. G. Noble, J. Canfield. Ejercicio tomado de *Relationship Seminar*, abril de 1986, Self Esteem Seminars, Pacific Palisades, California.

2. *Ibidem.*

3. Cortesía de S. Cooper. Tomado de su biblioteca sobre conocimiento de la fertilidad, Corvallis, Oregon.

4. Cortesía de S. Cooper. Recopilado de varias fuentes.

5. Recomendamos especialmente la lectura de *Challenge to Love* (Un reto al amor), de Mary Shivanandan (KM Associates).

EL FLUJO DE LA EXCITACIÓN SEXUAL

El flujo de la excitación sexual es un líquido claro y viscoso que la vagina secreta cuando la mujer está sexualmente excitada. Usted puede sentir la presencia de este flujo húmedo cuando tiene pensamientos o sueños eróticos, cuando se conmueve hasta el punto de experimentar una sensación sexual, o mientras está teniendo relaciones sexuales.

El acto sexual puede ser doloroso si la vagina no secreta suficiente flujo lubricante; aunque si éste es su caso, usted puede conseguir en el mercado lubricantes artificiales. (Utilice únicamente lubricantes solubles en agua; el aceite de oliva es aun mejor. No utilice nunca vaselina, porque la base de petróleo de este producto es nociva para las membranas vaginales.)

Cómo aumentar la lubricación natural mediante manifestaciones de afecto

La lubricación natural puede aumentar si, antes del acto sexual, usted y su pareja dedican algunos momentos — pueden ser entre 20 y 60 minutos — a compartir amorosamente besos y caricias. Compartir afecto de este modo es especialmente importante durante la lactancia y después de la menopausia, cuando muchas mujeres se encuentran, naturalmente, más secas. También conviene tener a la mano aceite de oliva u otro lubricante y pedir a su pareja que lo utilice en forma automática.

Las caricias no sexuales

Usted y su pareja pueden intentar acariciarse mutuamente, por turnos, en forma afectuosa pero no sexual, evitando el contacto con los senos y los genitales. Dedique 20 minutos a las caricias que le produzcan placer a usted, y después dedique otros 20 minutos al placer de su compañero. Si en el pasado la pareja no ha podido alcanzar un alto nivel de excitación, estas caricias afectuosas y tiernas pueden ser la forma de comenzar a sentirse más cómodos el uno con el otro. A medida que usted deja que su deseo sexual se vaya desarrollando lentamente, la lubricación natural irá fluyendo más fácilmente.

Cómo diferenciar el flujo de la excitación sexual del moco cervical

En el momento en que se sienta excitada, limpie la vulva (apertura vaginal) de la forma en que lo hace para observar el moco cervical. Al limpiarse, usted sentirá una gran lubricación; el moco cervical viscoso puede producir exactamente la misma sensación.

Trate de recoger un poco del flujo de la excitación. Es mucho más aguado que el moco cervical, y tiene menos "consistencia". Si usted lo estira entre sus dedos, el flujo formará un filamento muy delgado, que se romperá rápidamente. Casi nunca se puede estirar más de dos veces, y, generalmente, desaparece de la vagina en unas pocas horas. Además, se puede disolver fácilmente en agua.

Comparativamente, el moco cervical tiene mucha más "consistencia". Aun una mínima cantidad puede ser recogida y estirada varias veces, e incluso puede mantenerse estirada por varios segundos. El moco cervical visible tiene más la apariencia de una "cosa", casi como una pizca de gelatina o de la parte más espesa de la clara de huevo. Además, el moco fértil es mucho más aceitoso que el flujo de la excitación, y hace grumos al contacto con el agua.

A veces el moco fértil producirá sensación de viscosidad, aunque usted no pueda detectarlo visualmente. Si al limpiarse usted siente esta viscosidad, suponga que está en su fase fértil.

Al cabo de dos o tres ciclos, usted podrá diferenciar fácilmente el moco cervical del flujo producido por la excitación sexual.

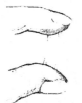

Si no está segura,
suponga que está fértil

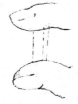

Moco cervical

Flujo producido por la
excitación sexual

LA LACTANCIA

Después del parto, una mujer será naturalmente infértil por un tiempo, mientras amamanta a su bebé. Cuando el bebé succiona, la mujer libera la hormona *prolactina,* que estimula la producción de leche y, generalmente, inhibe la ovulación.

La ovulación se reanuda, a veces muy pronto, cuando el bebé mama con menos frecuencia, cuando duerme toda la noche o cuando requiere menor cantidad de leche materna. Algunas mujeres ovulan incluso mientras el bebé sigue alimentándose únicamente con leche materna. Por lo general, las mujeres en mejor estado nutricional vuelven a ovular más pronto que las mujeres más delgadas.

La lactancia y los signos de fertilidad

El conocimiento de sus signos de fertilidad es especialmente valioso para las mujeres durante la lactancia, porque durante este periodo no se presentan ciclos regulares. No obstante, el moco cervical indicará, cada día, si la mujer en periodo de lactancia está en su fase fértil o en su fase infértil.

La fertilidad puede demorar meses o años en reanudarse, mientras la mujer está amamantando a su bebé. Cuando se reanuda, la presencia del moco húmedo y viscoso, o de manchas, indicará posible fertilidad. El moco puede aparecer y desaparecer varias veces antes de que la mujer finalmente ovule.

Si lo desea, la mujer podrá tomar su temperatura cada mañana desde el día en que empiecen las manchas de moco. La temperatura podrá indicar que la ovulación se produjo al final de una de estas apariciones del moco. Después de la ovulación, la menstruación comenzará en un lapso de aproximadamente dos semanas. A veces, durante los primeros ciclos después de la reanudación de la fertilidad, la menstruación comienza antes de que transcurran dos semanas desde el momento de la ovulación. Pero después de un tiempo, los ciclos recobran su duración normal.

Cuando la madre no amamanta a su bebé, ¿cuánto demora el retorno de la fertilidad

Por lo general, la mujer vuelve a ser fértil en un lapso de cuatro a seis semanas después de un aborto espontáneo o provocado, o después de dar a luz, si ella no amamanta a su bebé.

QUÉ DEBE HACER LA MUJER DURANTE LA LACTANCIA

Comience a llevar un registro tan pronto como nazca el bebé

Una vez cese el sangrado (*loquios*) posterior al parto, lleve un cuidadoso registro de su patrón de lactancia durante dos semanas. Siga las instrucciones de las páginas 22 a 30 para la observación y el registro del moco cervical. Absténgase de tener relaciones sexuales durante esas dos semanas, para que los líquidos viscosos del acto sexual no confundan sus observaciones del moco.

Usted identificará, entonces, su "patrón infértil de lactancia". Éste es un patrón que, durante dos semanas consecutivas, permanece idéntico en textura, humedad, color, cantidad y sensación en la vulva (apertura vaginal). Cualquier cambio en este patrón — por ejemplo, un moco más abundante, un mayor grado de humedad o lubricación, más elasticidad, transparencia, manchado o sangrado — debe interpretarse como signo de fertilidad. Una vez cesen los signos de fertilidad, espere hasta la noche del cuarto día seguido en que usted observe el patrón de infertilidad para reanudar sus relaciones sexuales cada tercer noche. No tenga relaciones sexuales por la mañana, porque usted no sabe si los signos de fertilidad comenzarán de nuevo durante ese día.

Patrones normales de lactancia

Seco todos los días. Cualquier variación con respecto a este patrón — por ejemplo, la presencia de moco cremoso, pegajoso, elástico o transparente, humedad, lubricación, manchado o sangrado — son señales de posible fertilidad. Espere hasta la noche del cuarto día seco seguido, y después, reanude sus relaciones sexuales cada tercer noche.

Moco pastoso, seco y pegajoso todos los días. Cualquier cambio con relación a este patrón — por ejemplo, más humedad, lubricación, transparencia o elasticidad, manchado o sangrado — indica fertilidad potencial. En la noche del cuarto día seguido del moco pastoso corriente, usted puede reiniciar sus relaciones sexuales cada tercer noche.

Flujo húmedo y lechoso continuo. No se trata de un flujo viscoso, ni elástico; no tiene ninguna consistencia y cuando se seca, desaparece. Cualquier cambio en estas características indica fertilidad.

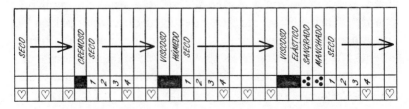

Casi todos los días secos, con unos pocos días de flujo. Los días de flujo se consideran fértiles. Espere hasta la noche del cuarto día seco seguido para reanudar sus relaciones sexuales cada tercer noche.

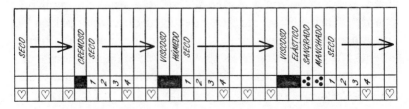

Flujo idéntico casi todos los días, con unos pocos días secos de vez en cuando. Siempre que hay flujo, éste tiene exactamente la misma apariencia. Si el sangrado no empieza dentro de las dos semanas siguientes al flujo idéntico, significará que éste no era señal de fertilidad. Por lo tanto, los días secos y los días de flujo idéntico serán infértiles por la noche. Cualquier cambio con respecto a este patrón indica fertilidad.

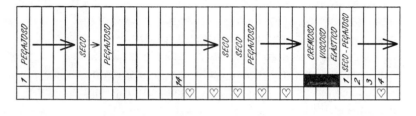

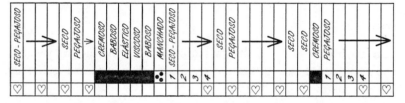

¿Qué está ocurriendo?

Cuando el bebé succiona el seno materno, se estimula la secreción de prolactina, una hormona que reduce el nivel de estrógeno. El resultado es un patrón de infertilidad que no cambia. Cuando hay menos succión, aumentan los niveles de estrógeno y, naturalmente, el patrón del moco cambia, ya sea aumentando en cantidad, grado de lubricación, elasticidad, transparencia, manchado o sangrado. Los cambios en la apariencia del moco indican una mayor fertilidad.

Durante la lactancia, los niveles de estrógeno pueden aumentar y disminuir muchas veces antes de que se produzca la ovulación. En cada una de estas ocasiones, la apariencia viscosa del moco le indicará una fertilidad potencial. El moco que indica que se ha producido la ovulación puede ser menos abundante o elástico con respecto al de los ciclos normales, pero seguirá teniendo esa consistencia lubricante del "moco de verdad".

Una vez comienza la menstruación

Cuando finalmente se produce la ovulación, la menstruación demorará aproximadamente dos semanas en aparecer. Entonces, observe su nuevo patrón de infertilidad durante dos semanas, siguiendo las instrucciones de las páginas 22 a 30. Recuerde que aunque un flujo puede haber sido considerado infértil durante la lactancia, en los ciclos normales un flujo similar siempre indicará fertilidad.

Algunos consejos

En caso de duda sobre el significado de un flujo húmedo y viscoso continuo, o de un moco que cambia de apariencia todos los días, consulte a su médico.

Preste especial atención a la sensación de sequedad, humedad o lubricación de la vulva (como lo haría una mujer ciega) para detectar con mayor precisión los cambios o similitudes que se presenten día tras día.

Parte de la reacción desencadenada por la lactancia es la producción del flujo lubricante de la excitación (véanse las páginas 75 a 77). Usted sentirá una constante humedad.

Asegúrese de examinar el moco más o menos media hora antes de alimentar al bebé, y, de ser posible, unas horas después. Probablemente usted tendrá un patrón de "flujo húmedo y lechoso continuo" (página 80).

Aproximadamente tres meses después, puede aparecer un nuevo patrón infértil de lactancia. Identifíquelo haciendo una observación de dos semanas, como la que realizó al comienzo de la lactancia.

El parto puede irritar o dañar el cuello uterino y esto puede ocasionar un flujo constante. Si este es su caso, consulte a su médico y haga que le practique un examen.

Para prolongar la infertilidad natural

Entre los seis y los nueve meses, su bebé puede tener un crecimiento acelerado y mamar menos, o necesitar más leche de la que usted le puede dar. Si le es posible, tómese uno o dos días de descanso, ingiera más líquidos (no consuma bebidas cafeínadas) y alimente al bebé con frecuencia, cuantas veces él quiera, sobre todo por la noche. En general, amamantar repetidamente al bebé aumenta las reservas de leche, y, con frecuencia, prolonga la infertilidad natural. Pida la cooperación de los miembros de su familia para poder tomarse el descanso que requiere.

SIGNOS QUE INDICAN EL RETORNO DE LA FERTILIDAD

Aumento del deseo sexual	*Moco elástico*
Mayores niveles de energía	*Moco transparente*
Moco más abundante	*Manchado o sangrado*
Moco más húmedo y viscoso	

LA FERTILIDAD PUEDE ESTAR A PUNTO DE REANUDARSE CUANDO ...

El bebé duerme toda la noche.
Los intervalos entre una y otra lactancia son más largos.
El bebé empieza a usar el biberón.
Usted trabaja fuera de su casa.
El bebé usa chupete (en lugar de succionar su seno).
El bebé comienza la dentición.
Usted o el bebé están de viaje, o irritables, o enfermos o bajo estrés.

Cuando se reanuda la fertilidad, son esenciales la cooperación y la comunicación de la pareja

El moco puede comenzar e interrumpirse muchas veces durante las semanas anteriores a su primera ovulación después del parto. Por eso, la observación regular y frecuente del moco y la cooperación y buena comunicación con su pareja son invaluables para controlar el momento de otro embarazo durante este tiempo.

El deseo sexual aumenta súbitamente

Muchas mujeres experimentan un enorme incremento en su impulso sexual, a medida que su nivel de estrógeno sube antes de la ovulación. Este aumento del deseo sexual durante el periodo fértil podría considerarse como la forma en que la naturaleza contribuye a que las parejas conciban otro bebé a la mayor brevedad.

En este orden de ideas, para utilizar los métodos naturales de control natal la pareja puede enumerar y analizar algunas de las actividades románticas alternativas al acto sexual, para así estar preparados cuando comience la fase fértil.

Algunas parejas deciden suspender temporalmente el uso de los métodos naturales y cambiarse a los métodos de barrera, cuando la mujer no está segura de su fertilidad durante la lactancia. Ellas comprenden, por supuesto, que a veces se puede producir un embarazo mientras se utilizan estos métodos durante el periodo fértil, porque el moco puede contribuir a la supervivencia del esperma. Otras parejas, en cambio, que repentinamente se sienten más atraídas hacia el sexo que lo experimentado en meses anteriores, pueden "esperar" que no están en la fase fértil, y tener relaciones sexuales sin utilizar barreras. Como es lógico, el resultado es, con frecuencia, un embarazo. Y usted ¿qué hará?

El destete

Una vez el bebé deja de recibir leche materna, el patrón de moco de la madre vuelve a ser normal en unas pocas semanas. Si su patrón de lactancia era un moco continuo de apariencia siempre igual, usted puede tener un nuevo patrón al terminar la lactancia. Cualquier cambio, como un moco húmedo, liso, viscoso y/o elástico, o manchado, indica posible fertilidad.

Evite los anticonceptivos orales

No es recomendable tomar, durante la lactancia, píldoras anticonceptivas, ya sea las del tipo corriente o las que contienen solamente progesterona. Su bebé no debe ingerir hormonas femeninas provenientes de la píldora, las cuales vendrán contenidas en la leche materna. Además, ¿para qué tomar todos los días un anticonceptivo durante la lactancia, si ésta estimula la producción de la hormona natural de la infertilidad, la prolactina; y el moco indicará el momento en que regrese la fertilidad?

La lactancia y el sexo

La lactancia puede cambiar totalmente las relaciones sexuales de las parejas y permitirles redescubrirse mutuamente y crear nuevas formas de practicar el sexo. La mujer puede tener mucho menos energía y deseo, y la extremada sequedad vaginal hará que el acto sexual resulte doloroso. Un compañero comprensivo podrá ayudar manteniendo a la mano una buena provisión de lubricante soluble en agua o de aceite de oliva, y prodigando muchas caricias y ternura a su cónyuge antes del acto sexual (treinta minutos de preparación no sería un tiempo exagerado). Sin embargo, una vez que la mujer esté relajada y excitada, es posible que su leche baje y empiece a fluir, mojándolo todo. El buen humor y la comprensión ayudarán mucho en ese momento. Esta época no durará por siempre. Cuando se reanuden la ovulación y la menstruación, la vagina volverá a humectarse y regresará el deseo sexual.

DESPUÉS DE LA PÍLDORA

Las píldoras anticonceptivas impiden que el cuello uterino de la mujer secrete moco fértil. Además, los anticonceptivos interrumpen la ovulación en la mayoría de los casos, alteran los movimientos de las trompas de manera que el óvulo baja demasiado rápido por la trompa de falopio, y hacen que el útero rechace el óvulo fértil que intente implantarse.

Usted no podrá aprender sobre sus signos de fertilidad mientras esté tomando anticonceptivos, debido a los grandes cambios que la píldora produce en el sistema reproductor. Sin embargo, desde el momento en que usted suspenda el consumo de anticonceptivos orales, podrá empezar a controlar su propia fertilidad por medio de métodos naturales.

Unos pocos días después de suspender la píldora, usted notará un sangrado escaso o algunas manchas, similares a las de la "falsa menstruación" que se presenta al tomar la píldora. Sin embargo, cuando usted suspende en forma permanente las hormonas artificiales, pueden transcurrir entre tres meses y uno o dos años antes de que su organismo reanude la función hormonal normal. Su temperatura y el flujo de moco cervical mostrarán cómo se está recuperando su sistema.

Patrones de moco usuales después de la píldora

Algunas mujeres presentan prolongadas acumulaciones de moco fértil cremoso, con un intervalo de menos de 10 días desde el último día de moco hasta la menstruación. Una fase corta "postpico" indica que probablemente el organismo todavía no está produciendo suficiente progesterona para mantener un embarazo.

La humedad continua, sin cambio, durante más de 14 días seguidos, es un patrón de infertilidad. La vulva se sentirá seca.

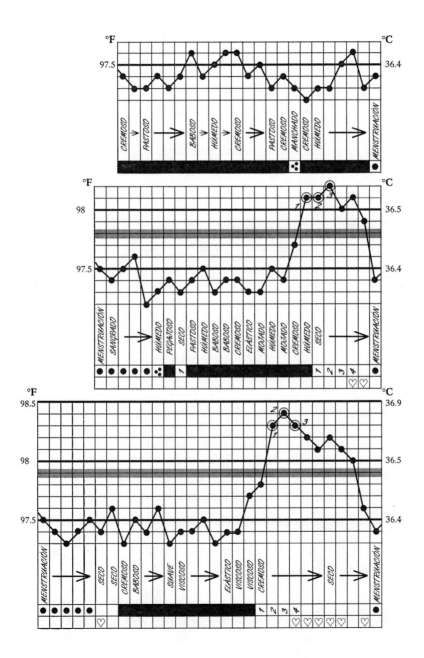

Cualquier cambio — más humedad, lubricación, transparencia, elasticidad, manchas o sangrado — será indicación de fertilidad.

El moco puede oscilar entre la fertilidad y la infertilidad, pero, con el correr del tiempo, el patrón se tornará más evidente.

Una gráfica de temperatura puede ser de gran utilidad para confirmar finalmente cuándo se produce la ovulación. Al dejar la píldora, algunas mujeres han experimentado con el uso de la luz para regular sus ciclos y aclarar el patrón de moco (véase la página 91).

Efectos de la píldora

El efecto más conocido de la píldora es, obviamente, el control de la natalidad. Sin embargo, en el proceso de cambiar por completo el sistema hormonal normal la píldora produce, con frecuencia, otros trastornos. A veces, estos cambios en el estado de salud reciben el nombre de "efectos secundarios", como si el único efecto real fuera la anticoncepción y los demás fueran efectos insignificantes. Sin embargo, para las mujeres que los experimentan, los "efectos secundarios" de la píldora son más que reales.

Riesgos para la salud causados por los anticonceptivos orales

El tromboembolismo (coágulos sanguíneos), los accidentes cerebrovasculares y la hipertensión (presión arterial alta) son efectos bien conocidos de los anticonceptivos orales. Las nuevas píldoras de dosis baja o trifásica disminuyen el riesgo de que estos efectos se presenten. Sin embargo, estas píldoras permiten más sangrados intermedios, señal de que la ovulación no ha sido completamente suprimida.[1] Esto significa que hay mayores probabilidades de que se produzca un embarazo sorpresa.

Las mujeres que corren los mayores riesgos son las fumadoras y las mayores de 35 años. También tienen alto riesgo las que toman la píldora durante largo tiempo, y las que comienzan el uso de los anticonceptivos orales a una edad muy temprana. Pero ya sea que fumen o no, las mujeres de todas las edades pueden aumentar de peso, tener dolores de cabeza, sentir cansancio, presentar infecciones vaginales, sufrir de depresiones entre leves y moderadas, o experimentar cambios de ánimo marcados.

A menudo, cuando la mujer comienza a tomar la píldora o cuando la suspende, los síntomas del síndrome premenstrual se intensifican (véase pág. 60). Otras veces, la píldora reduce el impulso sexual, y también puede afectar la vista.

Algunas mujeres permanecen infértiles durante meses o años, después de que dejan de tomar anticonceptivos orales.[2] Por eso, las parejas que hayan planificado iniciar su familia tan pronto como suspendan el uso de la píldora, tal vez no puedan realizar sus planes.

Aun si la mujer vuelve a ovular poco tiempo después de dejar la píldora, es importante esperar de cuatro a seis meses antes de quedar embarazada. Si la concepción tiene lugar antes, con frecuencia se presenta un aborto espontáneo.

Interacciones de los medicamentos y los anticonceptivos orales

Algunas drogas de prescripción médica y otras que se venden libremente disminuyen la eficacia de los anticonceptivos orales. Por ejemplo, pueden presentarse embarazos entre aquellas mujeres que tomen anticonceptivos y reciban tetraciclina para el tratamiento del acné[3], o antibióticos para tratar una infección[4].

Otras drogas penetran en el organismo más rápida o más lentamente que lo normal, cuando la mujer está tomando anticonceptivos. Consulte con su médico si hay drogas que usted pueda estar tomando y que interfieran con la píldora, e infórmese mejor sobre los otros efectos de los anticonceptivos orales.

El control natural de la natalidad es una realidad

Algunos dicen que la píldora causa mucho daño (tal vez hasta cáncer del seno, según recientes investigaciones); quienes están a favor de la píldora sostienen que los "efectos secundarios" son leves; en nuestra opinión, es inconcebible prescribir a las mujeres substancias nocivas para sus organismos, únicamente con el propósito de ofrecer acceso ilimitado a las relaciones sexuales.

NOTAS

1. J. Willis. "'The Pill' May Not Mix Well With Other Drugs" (Es posible que la píldora no se mezcle bien con otras drogas). *FDA Consumer,* marzo de 1987, p. 27.

2. E. L. Billings y A. Westmore. *The Billings Method,* p. 169.

3. J. Willis. *Op. cit.,* p. 27.

4. D. Feingold. "News: Antibiotic Birth Control Interactions". *OB-GYN News,* Vol. 21, No. 21.

REGULACIÓN DE LOS CICLOS MENSTRUALES POR MEDIO DE LA LUZ

¿Tiene algún efecto la luz de la luna sobre los ciclos menstruales de las mujeres? En los años setenta, Louise Lacey encontró literalmente cientos de datos antropológicos que indicaban que muchas culturas no tecnológicas alrededor del mundo esperaban que la menstruación de las mujeres ocurriera en la oscuridad de la luna nueva.[1] Puesto que la menstruación sigue a la ovulación, con un intervalo de dos semanas aproximadamente, estas mujeres serían más fértiles durante el tiempo claro de la luna llena.

Louise Lacey experimentó con iluminación nocturna para intentar simular los efectos de la luz de la luna, y notó en su ciclo los cambios que otros investigadores ya habían documentado.[2] Tanto ella como muchas lectoras de su libro *Lunaception* descubrieron que, al llegar al tercer o cuarto ciclo de regulación con luz, sus ciclos generalmente se acortaban a 29 o 31 días. Además, la menstruación duraba menos y era más abundante; y el patrón del moco cervical se hacía más evidente, en lugar de cremoso y confuso. Estos cambios representaron un gran beneficio para la señora Lacey, cuyos ciclos se habían vuelto muy irregulares desde cuando dejó de usar la píldora.

La técnica experimental

Día 1: Es el primer día de la menstruación.

Noches 1 a 13: Duerma en total oscuridad. Tape todas las rendijas de la ventana y la puerta por las que entre luz, y utilice una bombilla de luz roja para fotografía, en caso de que necesite luz durante la noche.

Noches 14, 15 y 16: Duerma a media luz, toda la noche. Usted puede usar una bombilla de 15 vatios en la pared, o una de 40 vatios en el closet con la puerta medio cerrada, o una luz baja en el corredor.

Durante el resto del ciclo: Duerma, nuevamente, en total oscuridad.

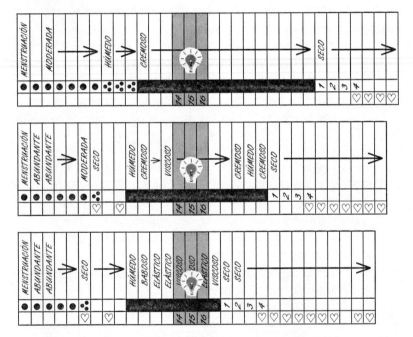

La regulación de los ciclos por medio de la luz puede ser muy útil cuando los ciclos son irregulares, o cuando se presentan prolongados patrones de moco cremoso y de apariencia confusa. (Mantener un patrón regular de alimentación y sueño, y eliminar las situaciones de estrés son otros factores que contribuyen a la mayor regularidad de los ciclos.)

Se cree que dormir en total oscuridad hace que la glándula pineal secrete melatonina, una hormona que inhibe los eventos que conducen a la ovulación. La luz durante la noche suprime la producción de melatonina, y, por consiguiente, la ovulación tiene lugar.[3]

Un ejemplo histórico

Actualmente, bajo la influencia de una errática iluminación nocturna, los ciclos menstruales no se corresponden con los ciclos lunares. Sin embargo, las antiguas costumbres hebreas son evidencia de cómo un grupo humano supo observar una correspondencia entre su fertilidad y los ciclos de la luna. La luna nueva indicaba tanto el comienzo del mes, como el momento en que las mujeres celebraban y menstruaban juntas, en el desierto.[4] Durante la menstruación y durante siete días después de que el sangrado terminaba, las parejas se abstenían de tener relaciones sexuales. Terminado el periodo de separación, alrededor del día 12-14 del ciclo, cada mujer se sumergía en un baño ritual, el *mikveh*. De allí salía espiritual y emocionalmente renovada, y lista de nuevo para el acto sexual, cuando se acercaba el punto máximo de su fertilidad, y, probablemente, hacia los días del plenilunio.

NOTAS

1. L. Lacey. *Lunaception, A Feminine Odyssey into Fertility and Contraception.* Mc Cann & Geoghegan, 1975, p. 117. Véase también: J. de Felice. *The Effects of Light on Cervical Mucus Patterns.* Washington, Spokang.

2. Dewan and J. Rock. *Photic effects upon the human menstrual cycle: statiscal evidence.* Boston, John Rock Institute. Descrito por L. Lacey, en su artículo "Lunaception", *CoEvolution Quarterly* (Winter Solstice, 1974), p. 84. "Se ensayaron varias posibles secuencias de tres [noches sucesivas de luz], de las cuales sólo una tuvo efecto sobre la ovulación. Cuando se dejó encendida la luz permanentemente durante las noches 14, 15 y 16 ... las mujeres que habían sido irregulares e infértiles pudieron ajustar sus ciclos de ovulación a un ritmo regular de 29 días, y pudieron predecir la ovulación en los días 14 o 15".

3. L. Lacey. *Op. cit.*, pp. 101-102.

4. Tradición Midrashic, según relato del Rabbi S. Talve, St. Louis, Mo.

CÓMO ELEGIR EL SEXO DE SU BEBÉ

Según algunos manuales sobre el método de la ovulación, la comprensión de las señales del moco cervical puede ayudar a una pareja a elegir el sexo de su bebé. Un estudio realizado en Nigeria demostró que 310 de 314 parejas pudieron preseleccionar con éxito un niño, y 90 de 92 parejas pudieron preseleccionar con éxito una niña, usando las indicaciones del moco.[1]

Aunque la selección del sexo del bebé por medios naturales no siempre resulta, la teoría tiene mayores probabilidades de éxito cuando la mujer conoce bien las señales de su moco. No obstante, el uso de la temperatura, la aplicación de duchas ácidas o alcalinas y la práctica de determinadas posiciones durante el acto sexual, han recibido mayor publicidad.[2] El uso exclusivo de la temperatura no sirve, porque ella sólo indica el fin de la ovulación, cuando al óvulo le quedan, a lo sumo, unas pocas horas.

La teoría de la preselección del sexo

Cuando el óvulo de la mujer se une con el espermatozoide del hombre, comienza una nueva vida. Existen dos tipos de espermatozoides. Los que dan lugar a la concepción de un niño, que son más rápidos, pero más débiles; y los que dan lugar a la concepción de una niña, que son más lentos, pero más fuertes.

Las siguientes pautas pueden ayudar a las parejas a programar el momento del acto sexual de tal forma que sea mayor la probabilidad de que se geste un niño, o de que se geste una niña, según los espermatozoides que estén disponibles para unirse con el óvulo.

Para concebir una niña

Tenga relaciones sexuales el primer día de buen moco lubricante. Después de eso, no vuelva a tener relaciones hasta la noche del cuarto día seguido después del último rastro de moco.

Durante tres a cinco días, los espermatozoides estarán nutridos y a la espera, protegidos por el moco fértil dentro del cuello uterino. Pero cuando el óvulo sea finalmente liberado, los espermatozoides aún disponibles serán, en su mayoría, los más fuertes, que son, a su vez, los que dan lugar a la gestación de una niña. En ese momento, los espermatozoides podrán nadar hacia arriba por la trompa de falopio para fecundar el óvulo.

Si usted no queda embarazada en el primer intento, en el siguiente ciclo usted puede intentar utilizar los dos primeros días de moco viscoso; después, puede intentar los tres primeros días. Pero, recuerde: Usted tendrá más posibilidades de concebir una niña si se abstiene de tener relaciones sexuales al menos dos o más días antes de que se produzca la ovulación.

¿Su temperatura empieza a subir antes de que el moco haya terminado? Intente abstenerse de tener relaciones sexuales al menos dos o tres días antes de que la temperatura empiece a subir.

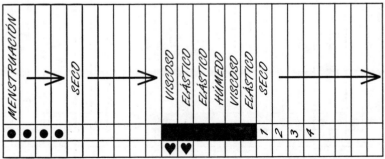

¿Desea concebir una niña? Tenga relaciones sexuales cuando se inicia el moco.

Para concebir un niño

Según la teoría, si usted desea concebir un niño, debe programar el momento del acto sexual para que coincida con el tiempo de la ovulación. Así, los espermatozoides más veloces, que causan la gestación de un niño, podrán subir rápidamente por las trompas de falopio y encontrar y fecundar el óvulo, antes de que sea alcanzado por los espermatozoides más lentos, que causan la gestación de una niña.

Tan pronto comience el moco fértil, absténgase de tener relaciones sexuales. Puesto que la ovulación generalmente se produce cuando el moco está perdiendo su consistencia viscosa (en el último día de moco, o un día después), tenga relaciones sexuales ese día, y también el siguiente o los dos días secos siguientes.

Si, previamente, usted ha llevado con precisión tres o cuatro cuadros de registro de su moco cervical, usted sabrá cuántos días de moco ha tenido en los ciclos recientes. Entonces, podrá calcular cuál puede ser el último día de moco de este ciclo. (Sin embargo, no todos sus ciclos tendrán el mismo número de días de moco. Las fases fértiles varían en duración, y por eso la preselección del sexo no es ciento por ciento segura.)

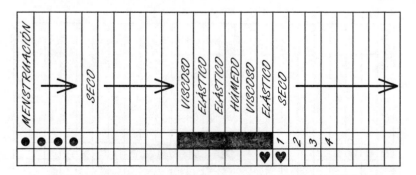

¿Desea concebir un niño? Tenga relaciones sexuales el último día de moco y el siguiente o los dos días siguientes.

La baja fertilidad y la preselección del sexo

Si usted desea quedar embarazada y su moco fértil es poco frecuente o escaso, tenga relaciones sexuales cada vez que observe la presencia del moco fértil, y el día siguiente o los dos próximos días. Una mujer que tenga poco moco, tendrá pocas posibilidades de preseleccionar el sexo de su bebé.

¿Es esto ético?

Algunas personas sostienen que tratar de elegir el sexo de un bebé equivale a asumir una función que pertenece a Dios. Otros sostienen que los signos naturales de la fertilidad son un don que Dios nos ha dado para utilizarlo tan sabiamente como sea posible, de la misma manera en que usamos otros signos naturales, como la sensación de hambre, la transpiración o las emociones. En cualquier caso, la preselección del sexo no puede hacerse en forma casual. Para mejorar las probabilidades de éxito de la pareja, la mujer debe observar antes unos cuantos ciclos, sobre todo si la pareja desea concebir un niño.

Las señales del moco cervical son sorprendentemente exactas cuando se utilizan para el control de la fertilidad. Sin embargo, el moco presenta pequeñas variaciones — como cada mujer sabe — y cuando se trate de elegir el sexo del bebé, siempre habrá un elemento que está más allá del control humano.

En aras de la tranquilidad emocional tanto de la madre como del bebé es esencial recibir con alegría al niño que llegue, cualquiera que sea su sexo.

NOTAS

1. Dr. (Sr.) Leonie McSweeney. Informe presentado al Instituto Internacional del Método de la Ovulación (Los Angeles, California), con referencia a: E. L. Billings y A. Westmore. *The Billings Method,* p. 70.

2. L. Shettles y D. Rorvik. *Choose Your Baby's Sex: The One Sex Selection Method That Works.* New York, Dodd, Mead, & Co., 1977.

MENOPAUSIA Y FERTILIDAD EN FORMA NATURAL

Cuando la mujer llega a los 40 o los 50 años, en general ovula con menor frecuencia y regularidad, al tiempo que su producción de moco se va reduciendo. Eventualmente, la fertilidad terminará del todo.

Durante la premenopausia, una mujer puede esperar que, poco a poco, su moco viscoso fértil sea reemplazado por una sensación de sequedad o de constante e inalterable humedad. Aunque con el tiempo el moco fértil será cada vez menos evidente, el patrón del moco siempre seguirá indicando cuándo puede la mujer quedar o no quedar embarazada.

La cooperación y el cariño ayudarán a las parejas a evitar naturalmente los embarazos

Descubra, con su pareja, actividades románticas o físicas alternativas al acto sexual, durante los periodos fértiles o cuando no tenga seguridad sobre el estado de su fertilidad. Tener relaciones sexuales cuando usted simplemente "espera" o "supone" que es infértil, puede resultar en un embarazo inesperado.

Cuando tienen dudas acerca de sus signos de fertilidad, algunas parejas utilizan barreras anticonceptivas en vez de los métodos naturales. En la mayoría de los casos, las barreras impiden el embarazo, aunque, en algunas ocasiones, se producen embarazos cuando se utilizan métodos de barrera durante la fase fértil. Además, los espermaticidas pueden hacer más difícil la identificación del momento en que el moco fértil comienza o termina.

Las píldoras anticonceptivas

Tanto las mujeres mayores de 35 años como las fumadoras que toman píldoras anticonceptivas, tienen mayor riesgo que el promedio de presentar enfermedades cardiacas, ataque al corazón, accidentes cerebrovasculares e hipertensión. ¿Por qué debe una mujer someterse a estos riesgos, si ella puede utilizar sus signos de fertilidad para identificar los pocos días fértiles que le quedan?

Cómo quedar embarazada cuando usted lo desea

Las mujeres que quieren quedar embarazadas cuando se aproximan a la menopausia, pueden utilizar sus signos de fertilidad para identificar con precisión sus días más fértiles.

Los ciclos cortos se hacen cada vez más frecuentes

Incluso si usted ha tenido ciclos largos o medianos en el pasado, usted puede empezar a tener ciclos muy cortos a medida que se aproxima a la menopausia.

Siga las pautas acostumbradas

Durante la premenopausia, siga las pautas corrientes del método de la ovulación, descritas en las páginas 22 a 47. Recuerde que usted estará en la fase fértil siempre que tenga una sensación húmeda y viscosa, o cuando haya manchas, aun si usted no puede detectar ningún rastro de moco. La fertilidad continuará hasta la noche del cuarto día seco consecutivo. No es necesario que usted tenga ciclos regulares o registros de moco "típicos"; sólo lleve un registro cuidadoso de sus observaciones diarias de humedad, sequedad, o manchado.

Humedad inalterable

Una humedad continua y sin cambios durante más de 14 días seguidos es patrón de infertilidad. La vulva se sentirá seca. Cualquier cambio — más humedad, lubricación, transparencia, elasticidad, manchado o sangrado — será signo de fertilidad.

Sangrado o manchado

Esté especialmente atenta a cualquier aparición de manchado o sangrado. A menos que el sangrado o el manchado empiecen de 10 a 16 días después de un moco fértil evidente, considere ese sangrado como signo de fertilidad. Reanude las relaciones sexuales en la noche del cuarto día seguido después de que haya cesado todo sangrado y toda humedad. La temperatura confirmará si se ha producido o no la ovulación.

¿Qué tan efectivo es el método de la ovulación durante la premenopausia?

En un estudio realizado por los doctores John y Evelyn Billings, 97 de 98 mujeres en estado hormonal premenopaúsico pudieron evitar con éxito el embarazo durante cuatro años. Ellas trabajaron con una instructora del método de la ovulación y demostraron gran motivación para seguir las pautas del método. Una de las parejas tuvo un embarazo cuando, a consciencia, tuvo relaciones sexuales en un día fértil.[1]

Recomendamos consultar con su médico, si usted está aprendiendo sobre el control natural de la fertilidad por primera vez.

Signos de disminución de la fertilidad

• Los ciclos pueden ser irregulares, con una duración que oscila entre 17 días y 6 meses. Usted puede incluso menstruar uno o dos años después del tiempo en que pensó que había tenido su última menstruación.

• La cantidad de flujo menstrual varía de muy leve a muy abundante. Usted también puede tener sangrados entre una y otra menstruación. Si el sangrado es excesivo, consulte a su médico.

- Su temperatura puede continuar subiendo y bajando, indicando ovulación. Sin embargo, si el cuello uterino no responde produciendo moco fértil, usted no estará en la fase fértil. Tenga cuidado: incluso una mínima cantidad de moco puede contribuir a que se produzca un embarazo.

- La menstruación puede comenzar menos de 10 días después del momento pico del moco, lo que indica, por lo general, un ciclo infértil.

- Su temperatura puede dejar de aumentar periódicamente, lo que indica que usted no está teniendo ovulaciones. Sin embargo, usted podrá seguir menstruando, puesto que el recubrimiento uterino puede acumularse aun sin que haya habido ovulación.

- Los calores de la menopausia la pueden obligar constantemente a quitarse y ponerse abrigos o mantas durante el día y la noche. Estos calores son producidos por los bajos niveles de estrógeno, que, por lo general, coinciden con los días secos.

- Es posible que algunas de las cosas que usted solía observar durante sus ciclos ya no se produzcan; por ejemplo, flatulencia, dolores de espalda o dolores abdominales, repentinos cambios de ánimo y síndrome premenstrual (SPM). La sensibilidad de los senos puede aumentar o disminuir.

- Usted puede experimentar múltiples emociones cuando sus años fértiles estén por terminar. Discútalos con las personas más cercanas a usted o con un especialista.

- El resecamiento vaginal puede producir irritación o dolor durante el acto sexual.

Algunas sugerencias que usted puede poner en práctica:

1) Tome mucha agua: de cuatro a ocho vasos por día.
2) Promueva en forma natural el flujo de su propio líquido lubricante de la excitación, compartiendo entre 20 y 60 minutos de tranquilas caricias y besos.

La histerectomía

El útero y los ovarios son elementos esenciales para la respuesta sexual, el orgasmo y el bienestar psicológico de la mujer durante toda su vida. Aunque es posible que algunos médicos no lo sepan, las mujeres sí son muy conscientes de esto. De 500 mujeres entrevistadas por la autora Naomi Miller Stokes, "477 (casi el 96%) no sintieron tanto interés por la vida sexual después de la cirugía, y 399 (casi el 80%) perdieron totalmente el deseo sexual".[2] Esta autora encontró que, con muchísima frecuencia, se producían cambios de personalidad, depresiones severas, tendencias suicidas y divorcios, a consecuencia de la histerectomía, especialmente cuando se habían extirpado los ovarios.[3]

Con la menopausia, el sangrado excesivo terminará y los fibromas se reducirán de tamaño. Estos fibromas también pueden ser tratados con enfoques holísticos y dieta, o extirpados por medio de la miomectomía. La ruptura uterina, el cáncer y la tuberculosis del útero sí requieren histerectomía, pero, en cualquier otro caso, ésta es una cirugía electiva y sólo la mujer puede decidir si se la practica o no. El útero y los ovarios nunca deben ser extirpados simplemente "por si acaso" o "porque ya no se necesitan". ¿Cree usted que su médico o su esposo se harían extirpar la próstata y los testículos "por si acaso" o porque ya no van a tener más hijos?

NOTAS

1. E. L. Billings y A. Westmore. *The Billings Method*, p. 215

2. Naomi Miller Stokes. *The Castrated Woman, What your Doctor won't Tell you about Hysterectomy*. Franklin Watts Publ.

3. Otros libros sobre el tema son: Victoria Hufnagel, *No More Hysterectomies*, New American Library; y Sadja Greenwood, *Menopausia sin ansiedad*, Editorial Norma. Este último contiene una excelente sección sobre la terapia estrogénica.

LAS HORMONAS ACTIVAN LOS SIGNOS DE LA FERTILIDAD

Las hormonas, o los mensajeros químicos naturales del organismo, controlan el ciclo reproductivo y los signos de la fertilidad.

Cuando la menstruación comienza, la mujer tiene bajos niveles de las hormonas *estrógeno* y *progesterona*. A medida que cesa el sangrado, la mayoría de las mujeres experimenta una sensación de resecamiento en la apertura vaginal. En cierto momento — puede ser durante la menstruación, o unas horas, semanas o meses después — la *glándula hipotalámica* (en la parte frontal del cerebro) envía una señal a la *glándula pituitaria* (en la base del cerebro) para que se inicien los eventos hormonales que conducen a la ovulación.

La hormona foliculostimulante (FSH) estimula el desarrollo de los óvulos, que están recubiertos por un folículo

La glándula pituitaria envía *hormona foliculostimulante* (FSH) a los ovarios de la mujer. Dentro de cada ovario hay cientos de miles de óvulos inmaduros que se formaron antes de que la mujer naciera. Cada óvulo está envuelto por un *folículo*. La FSH estimula los folículos y entre 10 y 20 óvulos empiezan a madurar.

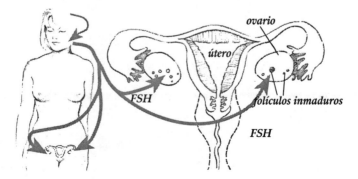

ovario

útero

FSH

folículos inmaduros

FSH

Los folículos secretan estrógeno, y el estrógeno activa la producción de moco

A medida que crecen, los folículos que rodean a los óvulos en desarrollo secretan estrógeno. En respuesta a la hormona estrógeno, las criptas, similares a cavernas, que se encuentran dentro del cuello uterino, secretan moco húmedo y viscoso fértil. El moco cervical se desliza hacia abajo, en dirección de la apertura vaginal. El moco indica que los óvulos se están desarrollando y que la mujer es fértil.

Además, el estrógeno mantiene relativamente baja la temperatura corporal basal de la mujer, y hace que su cuello uterino se suavice, se eleve y se abra ligeramente. El estrógeno también hace que el endometrio (el recubrimiento interno del útero) se enriquezca con sangre y se prepare para recibir al óvulo fecundado.

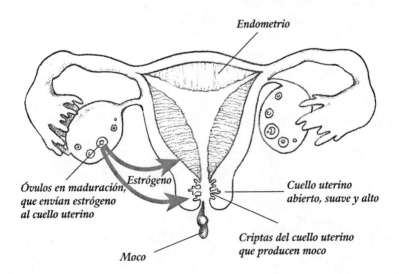

Endometrio

Óvulos en maduración, que envían estrógeno al cuello uterino

Estrógeno

Moco

Cuello uterino abierto, suave y alto

Criptas del cuello uterino que producen moco

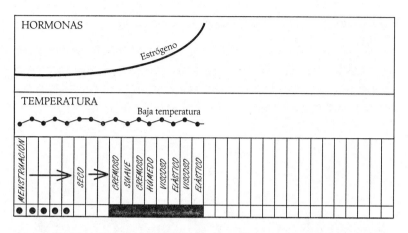

Los niveles crecientes o decrecientes de estrógeno estimulan la producción de la hormona luteinizante

Hacia el final de la acumulación de moco fértil, la cantidad de estrógeno aumenta en forma dramática y luego cae, estimulando a la glándula pituitaria para que libere una descarga de *hormona luteinizante* (LH) en el término de unas 16 horas.

La hormona luteinizante (LH) hace que la ovulación se produzca el último día o alrededor del último día de moco

La hormona luteinizante promueve el rompimiento del folículo más maduro, liberando así el óvulo vivo. La mayor parte de las veces, la ovulación, es decir, la liberación del óvulo vivo, tiene lugar el último día de moco o un día después.[1]

Cuando se gestan gemelos, son liberados dos óvulos con un intervalo de 24 horas entre sí.

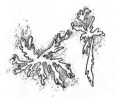

Placa de vidrio con una muestra de moco fértil seco. A veces, el moco fértil presenta, bajo el microscopio, un patrón de hoja de helecho.

La trompa de falopio hace que el óvulo se desprenda del ovario

En una fracción de segundo, las fimbrias de bordes irregulares que forman el extremo de la trompa de falopio se estiran y agarran el ovario, mientras que la ondulación de millones de vellosidades conocidas como cilios succionan el óvulo hacia la trompa.

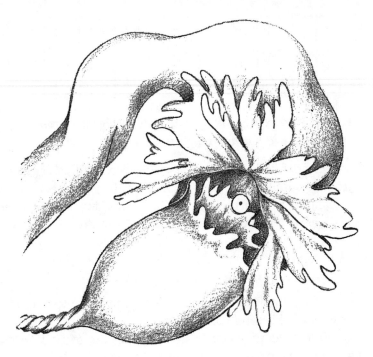

La trompa de falopio agarra el ovario para alcanzar el óvulo producto de la ovulación.

La fecundación y la concepción

Suponga que una pareja tiene relaciones sexuales en un día de moco húmedo y viscoso. Dentro de las criptas del cuello uterino, el moco nutrirá y protegerá los espermatozoides hasta el momento de la ovulación. Cuando la ovulación ocurra — por lo

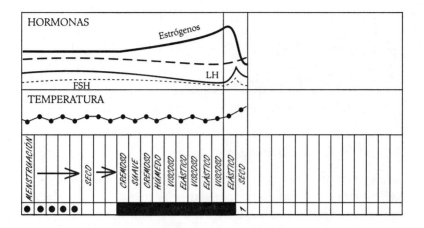

general, el último día de moco o un día después —, los espermatozoides que estaban a la espera se desplazarán rápidamente hacia arriba para fecundar el óvulo y dar inicio a un embarazo.

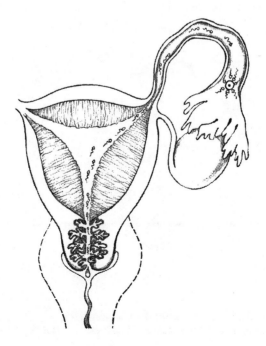

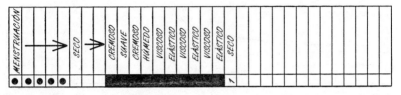

La ovulación y la concepción se producen, por lo general, el último día de moco o el día siguiente.

El óvulo sigue desplazándose

Las contracciones musculares y el movimiento ondulante de las vellosidades o cilios van impulsando al óvulo — fecundado o no — hacia abajo por la trompa, hasta el útero.

La implantación

El óvulo fecundado anida en el recubrimiento enriquecido del útero, conocido como endometrio. Allí el embrión se desarrolla hasta convertirse en un bebé, que nacerá aproximadamente 266 días después de la concepción (con un margen de seis días más o menos).

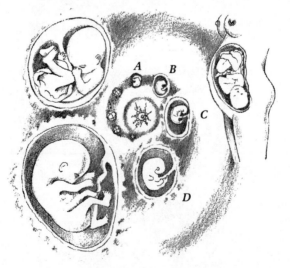

El espermatozoide y el óvulo, amplificados muchísimas veces.
Tamaño real: a) A los 23 días; b) A los 28 días; c) A los 35 días; d) A los 42 días

La progesterona secretada por el cuerpo lúteo propicia la producción de un moco denso y pegajoso

Después de la ovulación, lo que antes fuera el folículo se torna amarillo (se *luteiniza*) y recibe el nombre de *cuerpo lúteo* (cuerpo amarillo). Éste secreta la hormona progesterona.

• La progesterona mantiene el recubrimiento uterino, nutrido e irrigado con abundante sangre, y permite el desarrollo del embarazo.

• La progesterona contribuye, además, a aumentar la temperatura corporal basal de la mujer.

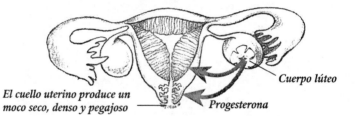

El cuello uterino produce un moco seco, denso y pegajoso   *Progesterona*   *Cuerpo lúteo*

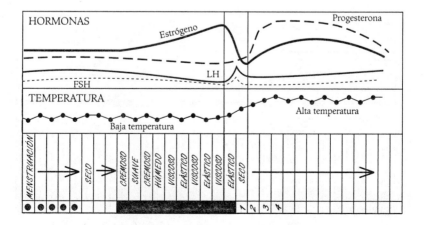

- Por último, el cuello uterino responde a la progesterona produciendo un moco infértil, denso y pegajoso. Transcurridos unos pocos días desde la ovulación, ese moco infértil impide que los espermatozoides penetren en el cuello uterino.

Cuando no hay fecundación, el ciclo se repite

Si no hay un óvulo fecundado, el cuerpo lúteo se desintegra aproximadamente dos semanas después del último día de moco

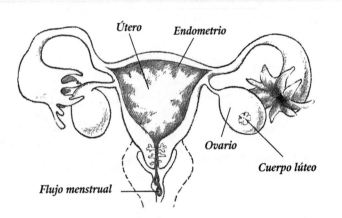

Útero   Endometrio

Ovario

Cuerpo lúteo

Flujo menstrual

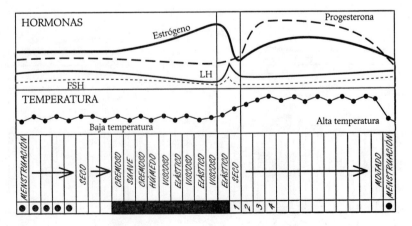

viscoso. Y cuando falta la progesterona, el endometrio se descompone y es expulsado del organismo por medio del flujo menstrual.

Desde la pubertad hasta la menopausia, la menstruación marca el comienzo de un nuevo ciclo de fertilidad, y, por lo tanto, un nuevo ciclo de sus signos de fertilidad.

NOTAS

1. Ver: E.L. Billings y A. Westmore, *The Billings Method,* p. 200; y T. W. Hilgers *et al,* "The Peak Symptom", p. 575.

LA INFERTILIDAD:
SOLUCIONES DE AUTOAYUDA*

La comprensión del patrón de fertilidad de la mujer puede ser el instrumento más fácil, menos tensionante y, con frecuencia, más provechoso que una pareja puede usar para lograr un embarazo.

El cuadro de registro del moco cervical es una valiosa herramienta tanto para los médicos como para las parejas. Además de identificar la fase fértil, los signos de la fertilidad pueden ayudar a determinar las causas específicas de una baja fertilidad. El cuadro de registro del moco también puede ser utilizado para mejorar la programación del momento en que se deben realizar determinados exámenes médicos. Por otra parte, las indicaciones del cuadro contribuyen a animar a las parejas para que participen más confiada y activamente en los tratamientos que ellas elijan.

Aquellas parejas que prefieran no someterse a tanta intervención y estén buscando costos más bajos, podrán utilizar sus signos de fertilidad para identificar sus días más fértiles, aunque éstos sean escasos.

¿Cuándo es más fértil la mujer?

La fertilidad está en su nivel más alto cuando una mujer tiene abundante moco húmedo, suave, viscoso o elástico, sobre todo el último día de moco y uno o dos días después. No es necesario que las parejas tengan relaciones sexuales el día exacto de la ovu-

---

* La autora agradece especialmente a Suzannah Cooper, y a su libro *Infertility Troubleshooting* (Cómo detectar los problemas de la infertilidad) de Small World Publications, por servir de soporte a algunas partes de este capítulo.

lación para lograr un embarazo. El moco cervical mantendrá vivos a los espermatozoides masculinos dentro del cuerpo de la mujer hasta por cinco días, tiempo en el cual el óvulo puede ser liberado.

El moco permite que los espermatozoides naden hasta llegar al óvulo

Para que el acto sexual produzca un embarazo, es necesario que haya moco cervical fértil. El moco fértil nutre los espermatozoides y los protege del ambiente vaginal acídico. Además, los canales largos del moco guían a los espermatozoides a lo largo del cuello uterino. Sin suficiente moco fértil, los espermatozoides se dañan, no pueden nadar por el cuello uterino y la concepción es imposible.

¿Cuándo se produce realmente la ovulación?

Cerca del 85% de las veces, la mujer ovula el último día de moco o al día siguiente. El 10% de las veces, la ovulación se produce entre dos días antes y dos días después del último día de moco. Después de la ovulación, el óvulo permanece vivo y puede ser fecundado durante las 12 a 24 horas siguientes.

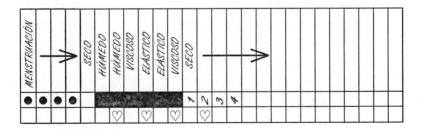

Kits para detectar la ovulación

Puesto que el moco cervical — que, como sabemos, es muy fácil de encontrar — indica con exactitud el momento de mayor fertilidad y el momento de la ovulación, la comprensión de este signo de fertilidad es, en muchos casos, un razonable substituto de los costosos y dudosos kits para la detección de la hormona luteinizante (LH).

Lo que usted misma puede hacer para combatir la infertilidad

1. Tenga relaciones sexuales durante los días o las noches de moco húmedo, suave, viscoso o elástico; sobre todo el último día de moco y el primero o los dos días siguientes a la terminación del moco. Cuanto más moco haya, será mejor.

   Evite que su vida sexual se convierta en un maratón. Tener relaciones sexuales muchos días seguidos puede reducir el recuento espermático del hombre, dificultando la concepción. Un intervalo de 40 a 48 horas le permitirá a su compañero reponer su recuento espermático.

   Dése un margen de tiempo suficiente. Una pareja con un nivel normal de fertilidad puede demorarse entre uno y seis ciclos o más — durante los cuales tenga relaciones sexuales en la fase fértil — antes de lograr un embarazo.

2. La temperatura sólo indica el momento en que la ovulación ha terminado, y al óvulo le queda poco o ningún tiempo de vida. Si su temperatura empieza a aumentar después de que termina el moco, no olvide tener relaciones sexuales también después del fin del moco.[1]

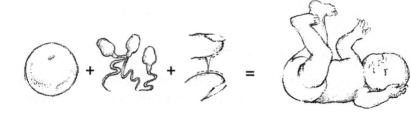

3. Compare sus cuadros de registro de moco y temperatura con los que aparecen en este capítulo. Si usted ovula sólo una vez cada varios meses o años, el moco le avisará de esos raros momentos de fertilidad. Aquí se ofrecen algunas sugerencias de autoayuda para mejorar tanto el estado de su salud como el de su fertilidad.

4. Después de unos seis ciclos o antes, si usted así lo prefiere, usted y su compañero pueden someterse a un estudio que incluya un recuento espermático y un análisis de semen para el hombre, y una prueba postcoito para la pareja. Antes de iniciar cualquier otro tipo de pruebas o tratamientos, realice estos simples exámenes a su plena satisfacción.

5. Después de seis o más ciclos, una pareja puede decidir someterse a una investigación médica más completa. En este caso, confirme cuidadosamente la experiencia y la reputación de su médico. Recuerde que la especialidad en infertilidad no es una especialidad médica reconocida.[2]

6. Según las opciones que mejor se adapten a sus valores, a su relación y a su capacidad financiera — dejar que la naturaleza siga su curso, buscar opciones médicas, adoptar o permanecer sin hijos — esta decisión suele ser un proceso continuado para las parejas con baja fertilidad. Reserve algún tiempo para analizar y posiblemente revisar su decisión cada cierto tiempo.

7. Recursos como la asesoría profesional, los libros o los grupos de apoyo para resolver problemas de infertilidad también pueden ser útiles.[3]

LA INFERTILIDAD EN EL HOMBRE

Primero se debe examinar el semen

Las pruebas de fertilidad más sencillas, menos costosas y menos invasivas que se pueden realizar, determinan si los espermatozoi-

des están sanos y si se producen en número suficiente. Estas pruebas siempre deben realizarse antes de que la mujer acepte practicarse
exámenes más complejos y costosos o, incluso, una cirugía.

Análisis del semen y recuento espermático

Un análisis de semen estudia la cantidad y calidad de los espermatozoides. Si no hay suficientes espermatozoides, el hombre
debe esperar entre 40 y 48 horas antes de eyacular, para permitir
que su recuento espermático aumente. La presencia de
leucocitos (glóbulos blancos) en el semen puede ser una señal de infección. Algunos hombres producen incluso
anticuerpos que combaten a sus propios espermatozoides,
sobre todo aquéllos que se han practicado una vasectomía.
La abundancia de espermatozoides muertos indica la presencia de anticuerpos espermáticos.

Causas de los problemas espermáticos

Las substancias químicas tóxicas, el calor excesivo o la enfermedad pueden producir deformación o reducción del número de
espermatozoides. Eliminar la causa del problema generalmente
permite la producción de esperma nuevo y más sano; sin embargo, los espermatozoides requieren más o menos tres meses para
alcanzar su plena madurez. En consecuencia, usted debe esperar
cerca de tres meses después de haber resuelto el problema de
calor, toxicidad o enfermedad, para que la calidad y cantidad del
esperma pueda mejorar. En la página 147 encontrará una lista de
substancias tóxicas.

Excesivo calor testicular

El exceso de calor testicular es consecuencia de la prolongada
presión de los testículos contra el cuerpo, producida, por ejemplo, por el uso de ropa interior o pantalones estrechos, el exceso
de peso, o el permanecer sentado por mucho tiempo (conducto-

res de camiones, ciclistas y otros.). El trabajo cerca de un horno u otra fuente de calor excesivo también puede afectar la buena producción de espermatozoides, al igual que un baño de tina muy caliente. La fiebre alta producida por una enfermedad también puede reducir el recuento espermático.

En estos casos, un hombre puede considerar la posibilidad de solicitar un traslado a un lugar de trabajo más fresco, o, incluso, cambiar de trabajo. Existen también algunos *dispositivos para el enfriamiento testicular*, diseñados para aquéllos que no pueden evitar los ambientes calientes. Consulte con su médico al respecto.

Ausencia total de espermatozoides

Un hombre puede tener un impulso sexual normal, con erecciones y eyaculaciones normales, pero su líquido seminal puede carecer por completo de espermatozoides. Esto puede ser el resultado de un daño en los órganos reproductivos, el cual requerirá ayuda médica para su identificación y solución.[4]

Prueba postcoito

Dos o tres horas después de tener una relación sexual, en un día de moco fértil viscoso, el médico podrá examinar una muestra de moco y esperma, y determinar si hay espermatozoides vivos nadando vigorosamente a través del moco. La prueba será imprecisa si se realiza cuando no hay moco.

Análisis de semen normal pero ausencia total de espermatozoides en la prueba postcoito

En este caso, el hombre no está eyaculando dentro de su compañera. Para que se produzca un embarazo, es necesario que la pareja coloque el semen dentro del moco fértil que se encuentra en la vagina o en los labios vaginales.

Análisis de semen normal, pero espermatozoides temblorosos o inmóviles en la prueba postcoito

Causas artificiales. Las duchas, los aerosoles y las espumas, cremas o geles espermaticidas inmovilizan y dañan los espermatozoides. El moco infértil que se produce después de la ovulación también daña los espermatozoides y les impide la entrada al cuello uterino.

Interacción espermatozoides-moco. Puede haber un problema de interacción entre el moco de la mujer y los espermatozoides del hombre. No obstante, en muchos casos el embarazo se produce sin necesidad de que haya intervención.[5] Las pruebas demostrarán si los problemas de interacción moco/espermatozoides se limitan a la pareja, o si el moco también es hostil con los espermatozoides de otros donantes.

Algunas parejas experimentan reduciendo en forma natural los anticuerpos espermáticos de la mujer. Ellos utilizan condón y se aseguran de que, durante unos seis meses, no haya contacto alguno entre el semen y el cuerpo de la mujer.

Análisis de semen normal, pero presencia de leucocitos en la muestra postcoito

La mujer puede tener una infección, como mycoplasma urea o clamidia. Estas y otras infecciones pueden impedir el embarazo y deben ser tratadas con antibióticos. Las infecciones vaginales también pueden dificultar la concepción. El tratamiento debe cubrir a los dos miembros de la pareja, para impedir que se contagien repetidamente el uno al otro. (Véase el capítulo sobre las *Infecciones vaginales.*)

Cuándo deben programarse las pruebas de fertilidad de la mujer

El *nivel de progesterona en la sangre* debe determinarse en los días cinco, siete y nueve después del último día de moco, para obtener así una lectura básica. En los siguientes ciclos, se puede tomar una muestra de sangre el séptimo día después del último día de moco. Si se analizan las gráficas de moco de meses anteriores, resultará fácil programar una *biopsia del endometrio* para uno o dos días antes de la menstruación, pues el número de días que transcurren entre el último día de moco y el comienzo de la menstruación suele ser siempre el mismo en cada mujer.[6]

En las siguientes páginas, usted encontrará gráficas de moco y temperatura correspondientes a algunos (no todos) de los posibles problemas de infertilidad.

En primer lugar, se han enumerado para cada una de las gráficas algunas situaciones simples, debidas con frecuencia a la ignorancia de los signos de la fertilidad. A partir de la página 130, usted encontrará, en orden alfabético, una descripción más detallada de cada una de estas situaciones.

Este libro pone énfasis en la autoayuda, pero si usted necesita una opinión médica, un diagnóstico o un tratamiento, consulte a su médico.

Tenga en cuenta que su temperatura corporal basal puede ser mucho más alta o más baja que las presentadas en este libro.

ALGUNOS CASOS DE INFERTILIDAD

A. Moco y temperatura normales

Los patrones de moco y temperatura de Teresa indican ovulación y un ciclo normal de las hormonas reproductivas. Ella está en su fase fértil todos los días de moco, y especialmente el último día de moco y el primero o segundo días después de que termina el moco.

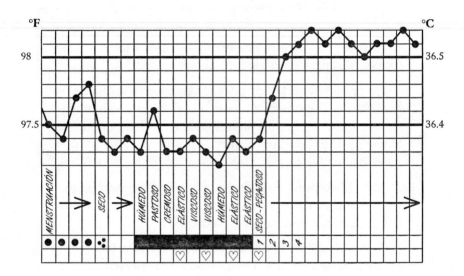

Posibles factores de infertilidad cuando el moco y la temperatura son normales:.

El uso de duchas vaginales.
El uso de lubricantes artificiales.
El uso de espermaticidas.
Las infecciones vaginales.
Las infecciones de la vejiga.

Otras infecciones menores.
La técnica sexual.
El exceso de actividad sexual.
El uso del dispositivo intrauterino (DIU).
El exceso de ejercicio.
El consumo de substancias tóxicas, como el humo del cigarrillo.
Algunas drogas de prescripción médica o "estimulantes".
Las dietas.
Los problemas de peso.
El estrés.
Los problemas en la interacción espermatozoides/moco.
Las enfermedades renales y hepáticas.
Los problemas uterinos.
La exposición al D.E.S.
La vasectomía.
Las adherencias.
La endometriosis.
La enfermedad inflamatoria de la pelvis.
Los problemas de las trompas.
La ligadura de las trompas.

Tómense el tiempo suficiente.
Realicen un análisis de semen.
Realicen un recuento espermático.
Sométanse a una prueba postcoito.

B. Última temperatura baja después del día pico ...

Después de que el periodo de moco de Juana terminó, no había suficiente moco disponible para proteger los espermatozoides, aunque posiblemente, ella estaba ovulando en ese momento. En consecuencia, esta pareja tuvo relaciones sexuales en los días secos después de terminar el moco, además de hacerlo en algunos días de moco húmedo.

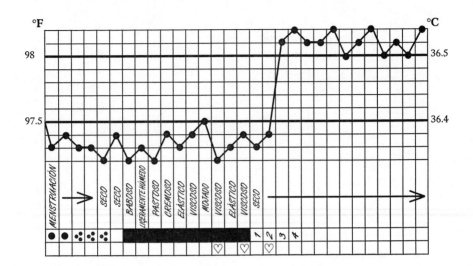

C. Última temperatura baja antes del día pico ...

Esto puede ser indicio de que Susana ovuló antes de que terminara su moco. Entonces, ella y su compañero se aseguraron de tener relaciones sexuales tanto en los días de moco húmedo, antes de que aumentara la temperatura, como en los días siguientes.

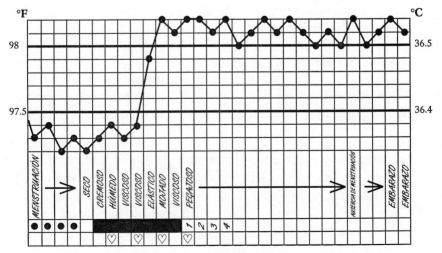

D. Ciclos cortos

Juliana pudo haber ovulado en el día 5, que fue su último día de moco húmedo y viscoso, o al día siguiente. Su temperatura constantemente alta, y la ausencia de menstruación 17 días más tarde, confirman su embarazo (a menos que la temperatura alta fuera el resultado de la fiebre).

A veces se dice que las mujeres ovulan alrededor del día 14 de su ciclo, pero ésta es una anticuada creencia del método del ritmo, pues la ovulación puede ocurrir — y de hecho ocurre — cualquier número de días después de comenzar la menstruación, y es anunciada por el moco cervical húmedo y viscoso.

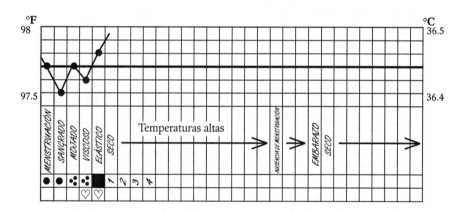

E. Ovulación retardada

Debido al estado de estrés en el que se encontraba Sonia, su moco húmedo pero de apariencia confusa fue disminuyendo gradualmente, y luego reapareció en forma más clara (véanse las páginas 37 a 40). Es probable que ella haya ovulado el día 18, es decir, su último día de moco, o un día después; de tal forma que, si no está embarazada, su menstruación se iniciará dos semanas más tarde, aproximadamente.

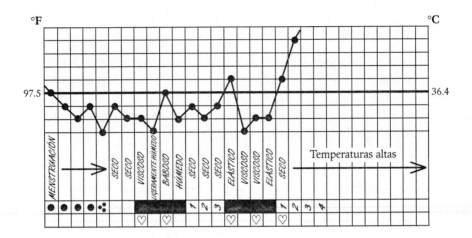

F. Fase lútea corta

La menstruación comenzó antes de que transcurrieran 10 días desde que el moco fértil de Catalina terminó. En este ciclo, su cuerpo lúteo (lo que solía ser el folículo que recubría el óvulo en maduración) probablemente no produjo la suficiente progesterona para mantener un embarazo.

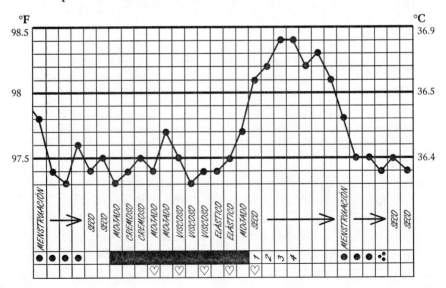

Posibles factores de una fase lútea corta:

La lactancia.
El exceso de ejercicio.
Las dietas.
Las píldoras anticonceptivas.
Un alto nivel de prolactina.
Los problemas de la tiroides.
La premenopausia.
La exposición al D.E.S.
(La infertilidad masculina.)

G. Ausencia total de moco, con temperatura normal

La gráfica de temperatura de Laura, que muestra una temperatura en aumento, indica que ella está ovulando. Sin embargo, o ella no está encontrando el moco, o su cuello uterino no está respondiendo al estrógeno por medio de la producción de moco.

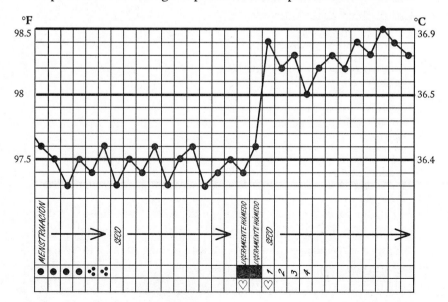

Como sabemos, el moco es indispensable para la concepción, porque protege los espermatozoides del ambiente acídico de la vagina, les permite entrar en el cuello uterino y en el útero, y los nutre hasta la ovulación.

Posibles factores de la ausencia total de moco con temperatura normal:

Los problemas para encontrar el moco.
La presencia de moco cremoso.
La práctica de la natación.
El moco poco frecuente.
Las dietas.
Los antihistamínicos.
El uso de duchas vaginales.
El uso de lubricantes.
El uso de espermaticidas.
Las infecciones vaginales.
Los anticonceptivos orales.
Los problemas de la tiroides.
La premenopausia.
La exposición al D.E.S.
La conización del cuello uterino.
Otros daños del cuello uterino.
La histerectomía.
(La infertilidad masculina.)

H. Moco constante o intermitente, sin cambios de temperatura

El estrógeno está estimulando el cuello uterino de Rosa, pero su temperatura indica que ella no está ovulando. Es normal que, en uno que otro ciclo, no haya ovulación. Durante la lactancia, por ejemplo, la mujer puede pasar semanas o meses con cambios constantes en su moco húmedo, sin que haya ovulación. Pero

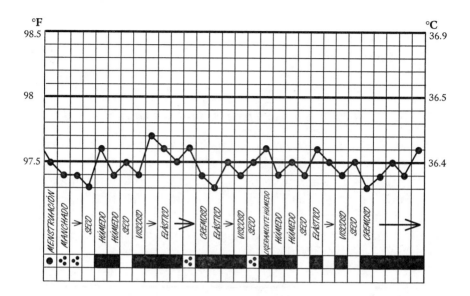

para una mujer que no está en periodo de lactancia, este patrón puede indicar exceso de estrógeno y problemas de retroalimentación hormonal.

Posibles factores de un moco constante o intermitente, sin cambios de temperatura:

Los ciclos anovulatorios ocasionales.
Los daños en el termómetro.
La necesidad de revisar el método de la temperatura.
La lactancia.
El estrés.
La obesidad.
Las irritaciones o daños del cuello uterino
(esto puede producir flujo constante).
El uso de anticonceptivos orales.
Los problemas de la tiroides.
Los problemas hepáticos o renales.
La exposición al D.E.S.

Los ovarios poliquísticos.
La ovulación ocasional.
(La infertilidad masculina.)

I. Ausencia total de moco, y temperatura que no aumenta

La gráfica de temperatura de Diana indica que ella no ovuló en este ciclo. Esto puede deberse a múltiples razones diferentes: hormonales, físicas, emocionales, ambientales o de otra índole. Es normal que, ocasionalmente, una mujer presente ciclos anovulatorios; sin embargo, debido a que Diana casi nunca ovula, ella está constantemente examinando su moco, a fin de detectar sus raros periodos fértiles.

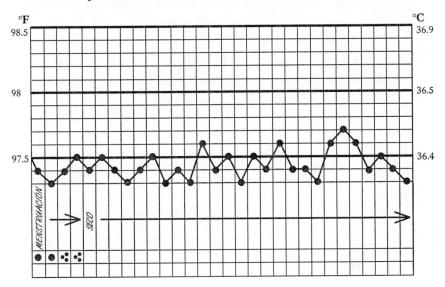

Posibles factores de la ausencia total de moco, con una temperatura estable:

El uso de anticonceptivos orales.
La lactancia.

Las dietas.
Los problemas de peso.
El exceso de ejercicio.
El estrés.
La premenopausia.
Las substancias tóxicas.
Las drogas prescritas o "estimulantes".
La enfermedad inflamatoria de la pelvis.
Los problemas de la tiroides.
La ovulación poco frecuente.
Un elevado nivel de prolactina.
La menopausia.
Los problemas de la pituitaria u otros problemas hormonales.
Los ovarios poliquísticos.
Los problemas ováricos.
La histerectomía.
(La infertilidad masculina.)

RELACIÓN ALFABÉTICA DE ALGUNOS PROBLEMAS COMUNES DE INFERTILIDAD

ADHERENCIAS (Tejido cicatrizal). Las adherencias alrededor de las trompas, el útero y/o los ovarios pueden inmovilizar los órganos e impedir el embarazo. Por lo general, el tejido cicatrizal es resultado de una cirugía abdominal, de la gonorrea o de otra enfermedad inflamatoria de la pelvis, o de una ruptura del apéndice. Algunas adherencias pueden ser eliminadas quirúrgicamente, aunque se pueden reproducir.

ANOMALÍAS DE LAS GLÁNDULAS SUPRARRENALES. Las anomalías de las glándulas suprarrenales producen elevados niveles de andrógeno (la hormona masculina). Las células grasas de una mujer obesa pueden convertir el andrógeno en exceso de estrógeno. El resultado será un moco de tipo fértil constante o intermitente. Algunas veces, el estrés psicológico o físico puede causar enfermedades de las glándulas suprarrenales.

ANTICONCEPTIVOS ORALES. Generalmente (aunque no siempre) las píldoras anticonceptivas, cuando son tomadas en la forma indicada, impiden el embarazo. Mientras está tomando anticonceptivos, una mujer no tendrá ciclos de moco fértil, ni patrones de temperatura. Son comunes los abortos espontáneos, cuando una mujer queda embarazada antes de que transcurran de 4 a 6 meses desde el día en que ella dejó los anticonceptivos.

Cuando una mujer suspende el uso de los anticonceptivos orales, puede presentar — durante unos tres meses o, incluso, durante unos cuantos años — ciclos con prolongadas fases de humedad cremosa, en lugar de periodos cortos de moco evidentemente fértil. Además, es posible que sus menstruaciones comiencen antes de que transcurran diez días desde el último día de moco. Estos ciclos muestran que el sistema hormonal de la mujer todavía está en proceso de recuperación, y que aún no está funcionando normalmente.

Algunas mujeres experimentan con el uso de la luz para ayudar a la *glándula pineal* a regular los ciclos y acelerar la recuperación. Se trata, simplemente, de que la mujer duerma en total oscuridad excepto los días 14, 15 y 16 (contados desde el inicio de la menstruación). Durante estas noches, ella deberá dejar encendida una pequeña lámpara en su habitación. Después de dos o tres ciclos, muchas mujeres observan que tienen un patrón de moco más definido, que su menstruación es más corta y más abundante, y que sus ciclos alcanzan una duración de 29 a 31 días.[7]

ANTIHISTAMÍNICOS. Este tipo de drogas secan el moco cervical, a la vez que despejan los senos nasales.

ATLETISMO. *Véase:* Dieta, peso y ejercicio.

CALOR TESTICULAR. Este fenómeno — que puede ser consecuencia de utilizar ropa interior muy ajustada, de la obesidad, de llevar una vida sedentaria, de trabajar en un lugar muy caliente, de tomar baños de tina muy calientes, o de un estado febril — puede reducir el recuento espermático del hombre. Aproximadamente tres meses después de resolver el problema de calor, el recuento espermático debe mejorar. Véase el acápite sobre la infertilidad masculina, en la página 115.

CONIZACIÓN DEL CUELLO UTERINO. Este procedimiento consiste en cortar en forma de cono un segmento del tejido del cuello uterino, y es utilizado a veces como una medida para resolver problemas de flujos continuos, o cuando se han encontrado células anormales o precancerosas. Una vez que la conización ha eliminado las criptas del cuello uterino, éstas no se regeneran, y con ellas la mujer pierde, además, su capacidad de producción de moco y su fertilidad. Si quedan algunas criptas, seguirá habiendo moco, pero en menor cantidad que lo normal. En estos casos, puede ser más difícil determinar el estado de fertilidad, tanto para lograr un embarazo como para controlar naturalmente la natalidad.

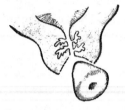

Por otra parte, el cuello uterino es debilitado por la conización. Un "cuello uterino incompetente" puede abrirse súbitamente durante el embarazo y causar un parto prematuro.

Consulte a varios médicos para obtener una segunda o tercera opinión, antes de aceptar que le practiquen una conización del cuello uterino.

CRIOCIRUGÍA O ELECTROCAUTERIO (GALVANOCAUTERIO). Estos procedimientos consisten en congelar o quemar, por medio de la electricidad, una porción del cuello uterino, y a veces son usados con el fin de combatir la presencia de células anormales o de flujos constantes e inocuos. Ambos pueden dañar las criptas del cuello uterino productoras de moco, aunque, en este caso, éstas se pueden regenerar. La aplicación del nitrato de plata es una alternativa mucho menos agresiva que la criocirugía, la cauterización o la conización.[8]

DAÑO DEL CUELLO UTERINO. Cualquier daño del cuello uterino, ya sea causado por una enfermedad, la exposición al DES o una cirugía, puede producir un moco de apariencia cremosa o gomosa, constantemente cambiante, o puede eliminar completamente la producción de moco.

DIETA, PESO Y EJERCICIO. Por lo general, la grasa ayuda a almacenar el estrógeno de la mujer, hasta que se acumula la cantidad de hormona suficiente para producir la ovulación. Sin embargo, una mujer con menos del nivel óptimo de 15 a 20% de grasa corporal puede "quemar" su reserva de estrógeno antes de alcanzar el nivel pico que permite la ovulación. Como resultado, muchas atletas, bailarinas, algunas vegetarianas, las anoréxicas y otras, dejan de ovular y de tener ciclos menstruales. Entre las cosas que usted puede hacer para restaurar la fertilidad están:

1. Reducir gradualmente el ejercicio hasta que se reanuden los ciclos menstruales.

2. Aumentar por un tiempo de 5 a 10 libras de peso, para optimizar la probabilidad de ovulación. El exceso de peso se podrá perder más tarde.

3. Comer más grasas y aceites vegetales insaturados y proteínas sin procesar, que son los elementos necesarios para la producción de las hormonas reproductivas. Agregue también el zinc, mineral esencial que se encuentra en las semillas crudas de auyama (calabaza).

Eventualmente, una mujer puede aumentar el flujo de moco tomando dosis normales de vitamina B6.

Algunas mujeres obesas tienen dificultades para quedar embarazadas. Por lo general, los niveles de estrógeno se reducen después de la menstruación, como señal de que no hubo concepción. Sin embargo, la grasa excesiva almacena y libera estrógeno a niveles constantes y moderadamente altos. Sin la señal del estrógeno bajo, el cerebro tarda en estimular el desarrollo del óvulo en el próximo ciclo. ¿Cuál es el resultado? Un moco viscoso continuo o intermitente, ciclos muy largos e irregulares, o flujos menstruales excesivamente abundantes.

Según un estudio, la pérdida de peso a través de una dieta sana contribuyó a que 11 de 13 pacientes volvieran a ovular, y que 10 pudieran concebir. (La pérdida promedio de peso fue de 20 libras.[9]) Por otra parte, el estrés de una dieta demasiado drástica, o la práctica súbita de ejercicios muy fuertes pueden retardar la ovulación, en vez de aumentar la fertilidad.

Todo parece indicar que un aumento súbito de peso produce un mayor desarreglo en los ciclos menstruales, que el peso que una mujer con ovulaciones normales ha tenido durante años.

DIETILESTILBESTROL (DES), HIJAS DEL. Aquellas personas cuyas madres tomaron durante el embarazo la droga dietilestilbestrol, conocida como DES, son los llamados "hijos o hijas del DES". Bajo la falsa creencia de que esta droga evitaba los abortos espontáneos, el DES fue utilizado entre 1941 y 1971 en los Estados Unidos, pero luego se prohibió su consumo humano.

Con frecuencia, los hijos e hijas del DES presentan, al llegar a la adolescencia, anormalidades reproductivas y hormonales. Un problema común es la **eversión del cuello uterino** o **ectropión** (cuello uterino "invertido"), que puede causar flujos constantes. La aplicación de nitrato de plata es un tratamiento más benigno y menos invasivo que la criocirugía, la cauterización o la biopsia conificada, que reducen la fertilidad. Los ectropiones producidos por el DES generalmente sanan en forma natural cuando la mujer llega a los 30 años de edad.[10]

Los flujos de moco pegajoso, el sangrado cíclico recurrente y la presencia de células de apariencia inusual o precancerosas en el cuello uterino son también problemas comunes en las hijas de madres que tomaron DES. Llevar un registro del sangrado y los flujos cíclicos permite evitar tratamientos innecesarios.

Las hijas del DES presentan, con frecuencia, largos periodos de acumulación de moco cremoso, de apariencia fértil, pero seguidos de fases lúteas demasiado cortas. Este tipo de patrón de moco es típico de los problemas hormonales.[11]

DIFICULTADES PARA ENCONTRAR EL MOCO. Es posible que el moco fértil se presente sólo una vez durante un día fértil. Por eso es tan importante acostumbrarse a buscar el moco limpiando la apertura vaginal antes y después de todas las idas al baño (p. 26). Cualquier sensación de humedad y viscosidad al limpiarse será signo de fertilidad, aunque usted no vea ningún rastro de moco. De la misma manera, usted puede sentir la vagina seca al limpiarse, pero detectar algunas partículas de moco.

También esté atenta durante el día ante una posible sensación de humedad similar a la de la menstruación. En ese momento, su moco fértil podría estar resbalando por la vagina. Además, preste atención a los súbitos cambios en el grado de energía, entusiasmo y deseo sexual, que son con frecuencia signos de fertilidad.

La práctica de la natación puede eliminar, transitoriamente, el moco externo. Verifique más adentro para detectar el moco durante el día, y en la noche, practique el ejercicio de Kegel: contraiga y relaje los músculos varias veces, como si estuviera reteniendo y soltando el flujo de la orina. Luego puje y examine el moco.

El moco húmedo y cremoso también es fértil. No es necesario que el moco sea elástico. Si usted sólo siente una sensación de humedad suave y viscosa, estará potencialmente en su fase fértil.

Moco poco abundante. Es posible que usted ovule y tenga moco húmedo fértil sólo una vez a lo largo de muchos meses o años. El moco le anunciará su tiempo de fertilidad.

DISPOSITIVO INTRAUTERINO (DIU). Si usted cree que "perdió" un dispositivo intrauterino, consulte con un especialista para comprobar que no haya perdido únicamente el hilo del dispositivo. Es posible que usted todavía tenga adentro el dispositivo, y que esto le impida quedar embarazada. Además, el hilo del DIU puede ser un medio de ingreso de bacterias al útero, lo que resulta en infertilidad. *Véase:* Enfermedad inflamatoria de la pelvis.

DUCHAS VAGINALES, EL USO DE. Las duchas vaginales eliminan parte del moco cervical y lo hacen más difícil de detectar durante unas horas. Además, el uso de duchas vaginales cambia el pH (el equilibrio ácido/alcalino) de la vagina, incrementa la propensión a las infecciones vaginales y debilita los espermatozoides. La vagina se limpia a sí misma, y por eso las duchas vaginales regulares no son recomendables. Para aliviar sin riesgo una infección vaginal dolorosa e irritable, consulte el capítulo *Infecciones vaginales.*

EMBARAZO. Una mujer embarazada no tendrá moco fértil ni cambios cíclicos de temperatura. Su temperatura alta estable mostrará que ella no está ovulando, y aun si presenta un sangrado leve, la constancia de su temperatura alta seguirá confirmando el embarazo. Su moco será denso y pegajoso.

Signos naturales del embarazo: Ausencia de menstruación después de transcurridos 14-17 días desde el último día de moco fértil evidente; y alta temperatura (sin fiebre) durante 17 o más días consecutivos después del último día de moco fértil.

ENDOMETRIOSIS. La mujer que sufre de endometriosis tiene fragmentos de tejido endométrico, como el que normalmente recubre el útero, diseminados por el abdomen. Durante el ciclo, este tejido libre se llena de sangre, como ocurre con el endometrio normal, y en el momento de la menstruación, el tejido endometrial diseminado por el abdomen también sangra, produciendo un dolor severo. Algunas veces, el dolor disminuye de acuerdo con el tiempo durante el cual la mujer ha sufrido de endometriosis.

Para corregir la endometriosis se han intentado tratamientos tanto quirúrgicos como hormonales, con diversos grados de éxito.[12]

ENFERMEDAD INFLAMATORIA DE LA PELVIS (EIP). Las enfermedades de transmisión sexual, como la clamidia, la gonorrea, la sífilis y otras, pueden producir dolorosas infecciones abdominales, que causan a su vez daño, cicatrización e inmovilización de los órganos reproductivos, taponamiento de las trompas e infertilidad. Algunos síntomas de estas afecciones son dolor abdominal severo, fiebre y presencia de leucocitos en el moco. La enfermedad inflamatoria de la pelvis debe tratarse de inmediato con antibióticos. Evitar la promiscuidad sexual reduce el riesgo de contraer esta afección; también es aconsejable evitar el uso de un dispositivo intrauterino, pues el hilo del dispositivo es una vía de ingreso de bacterias al útero, las cuales pueden causar severas infecciones y, con frecuencia, esterilidad.

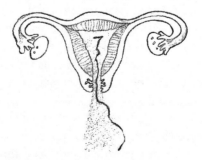

El hilo del dispositivo intrauterino es una vía de ingreso de bacterias al útero y a otros órganos.

ENFERMEDADES RENALES Y HEPÁTICAS. Las enfermedades renales y hepáticas impiden la filtración de las toxinas y las hormonas del torrente sanguíneo. Como resultado, el estrógeno y otras hormonas se pueden acumular, interfiriendo con el desarrollo del óvulo, con la ovulación y con el desarrollo normal de los ciclos. Además del tratamiento médico, conviene que usted reduzca la carga de trabajo de su hígado y sus riñones: evite los alimentos que contengan preservativos, colorantes, aditivos o plaguicidas, y consuma más alimentos naturales, sin refinar ni procesar.

ESPERMATICIDAS. Las espumas, los geles, las cremas, los lubricantes y todos los productos que contienen espermaticidas se utilizan normalmente para inactivar los espermatozoides e impedir el embarazo. Al mismo tiempo, los espermaticidas pueden ocultar el moco fértil durante uno o dos días después de su uso, y producir dolorosas infecciones de la vejiga.

ESTRÉS. El estrés afecta al hipotálamo, una glándula altamente sensible a las emociones, al ejercicio, a la dieta, a la luz, etc. Como resultado, el hipotálamo puede dejar de enviar los mensajes hormonales que dan lugar a la ovulación. Los viajes, las enfermedades, las preocupaciones y las emociones son sólo algunas de las causas de estrés que pueden hacer que la ovulación sea precoz o que se demore varios días, semanas o meses. No obstante, aun en situaciones de estrés, el moco indicará día a día el estado de su fertilidad, aunque usted necesitará tener más paciencia de lo normal para determinar con absoluta certeza si está en un día fértil o no.

Algunas soluciones prácticas que usted puede intentar para manejar las situaciones de estrés incluyen hacer ejercicio diariamente, reducir el consumo de azúcar, cafeína y alimentos refinados, buscar ayuda profesional, practicar ejercicios de relajación y estiramiento, y repetirse mentalmente algunas ideas positivas o "afirmaciones".

Las "afirmaciones" son frases que contienen palabras emotivas sobre lo que usted realmente siente cuando satisface un deseo. Por ejemplo, "Irradio salud y bienestar". A medida que repita estas frases antes de acostarse, imagine con el mayor grado posible de realismo que usted efectivamente se ve en la situación descrita. Las afirmaciones son una excelente forma de ayudarse usted misma a reducir el estrés, a mejorar su estado de salud, a sentirse llena de energía y a lograr con éxito sus metas.[13]

HISTERECTOMÍA. La histerectomía es el procedimiento por medio del cual el útero y el cuello uterino son extraídos, reduciendo prácticamente a cero las probabilidades de un embarazo. Obviamente, después de la extirpación del cuello uterino, la mujer deja de tener moco fértil. Este procedimiento sólo es necesario en casos de cáncer uterino, ruptura o tuberculosis del útero. La histerectomía también resuelve el dolor de la endometriosis. Sin embargo, existen otras formas de tratar los fibromas, las cuales dejan intacto el útero. Puesto que la extirpación del útero (y especialmente la extirpación de los ovarios) disminuye el deseo sexual y causa depresión y problemas en la relación marital, conviene siempre buscar otras alternativas. (Véase el acápite sobre la Histerectomía, en la pág. 102.)

INFECCIONES. *Véase:* Enfermedad inflamatoria de la pelvis e Infecciones vaginales.

INFECCIONES DE LA VEJIGA. Las infecciones de la vejiga son tan dolorosas que harán que la mujer pierda su interés en el sexo. Las espumas y geles espermaticidas son causa común de esta afección. Una sugerencia de autoayuda para aliviar el dolor: Cuando note que usted está orinando con frecuencia pero en poca cantidad, tome de inmediato media cucharadita de polvo para hornear disuelto en una taza de agua fría, cada media hora durante dos horas. Repita la dosis una vez por hora, durante dos a cuatro horas. Y recuerde: consulte a su médico a la mayor brevedad.

INFECCIONES VAGINALES. Las infecciones vaginales interfieren con la fertilidad porque impiden el movimiento de los espermatozoides. En el capítulo *Infecciones vaginales* se describen algunas formas de resolver la vaginitis.

INFERTILIDAD MASCULINA. Cualquiera de los miembros de la pareja, o ambos, pueden tener problemas de infertilidad. Al comienzo de este capítulo se describen algunos de los problemas de la infertilidad masculina (págs. 115-118).

INTERACCIÓN ESPERMATOZOIDES-MOCO. A veces los espermatozoides del hombre y el moco de la mujer no son compatibles, aunque de todas formas la pareja puede lograr un embarazo. Anticuerpos presentes en el moco de la mujer pueden atacar a los espermatozoides de su compañero. Para tratar de reducir en forma natural los anticuerpos espermáticos de la mujer, la pareja puede utilizar condones y evitar todo contacto entre el semen y la piel, la boca, la vagina, etc. de la mujer, durante tres a seis meses.

LACTANCIA. Al succionar el bebé el seno materno, se libera la hormona *prolactina*, la cual estimula la producción de leche, pero, por lo general, inhibe la ovulación. A medida que se reduce la lactancia, los niveles de prolactina disminuyen y la ovulación y los ciclos normales comienzan a reanudarse. Durante los primeros ciclos después de la lactancia, la fase lútea puede ser corta, porque el nivel de prolactina puede estar todavía más alto que lo normal. La mujer no tendrá ciclos de temperatura ni de moco, sino hasta que haya de nuevo ovulación. Entre tanto, la mujer experimentará sequedad, observará partículas de moco de apariencia fértil o manchas, o moco constante.

LUZ, sus efectos sobre los ciclos. *Véase*: Anticonceptivos orales.

MENOPAUSIA, PREMENOPAUSIA. Los ciclos irregulares y la presencia de un moco menos obvio que el usual, son señales normales durante la premenopausia. Sin embargo, la humedad, la lubricación, el manchado o el moco elástico seguirán indicando una potencial fertilidad. Un mayor deseo sexual o un mayor grado de energía y excitación también pueden ser signos que alerten a la mujer sobre una fertilidad creciente. La ovulación será confirmada por la temperatura.

MÉTODO DE LA TEMPERATURA. Usted puede comenzar a controlar su temperatura el día que empieza el moco. Tómese la temperatura cada mañana al levantarse, antes de comer o de fumar. Compruebe que su termómetro esté funcionando bien. Recuerde que la gráfica de la temperatura muestra solamente el momento en el que la ovulación termina. Para predecir de antemano la ovulación y para saber exactamente en qué momento está usted fértil, usted debe examinar su moco cervical. (Las instrucciones sobre el control de la temperatura comienzan en la página 48.)

MÉTODOS TÉCNICOS. Existen métodos técnicos que hacen posible la fecundación del óvulo a través de medios diferentes del contacto sexual. Sin embargo, nadie sabe a ciencia cierta en qué forma estos procesos puedan afectar al bebé o a sus descendientes. Si usted desea mayor información al respecto, consulte a su médico o a un centro de planificación familiar.

NATACIÓN. *Véase:* Dificultades para encontrar el moco.

OVARIOS POLIQUÍSTICOS. *Véase:* Problemas ováricos.

OVULACIÓN INFRECUENTE. Algunas mujeres sólo ovulan una vez cada cierto número de meses o años. El moco fértil anunciará la fertilidad potencial. *Véase:* Dificultades para encontrar el moco.

PREMENOPAUSIA. *Véase:* Menopausia.

PROBLEMAS DE LA FASE LÚTEA. Una fase lútea corta significa un intervalo de menos de 10 días entre el último día de moco fértil y el comienzo de la menstruación. Una fase postovulatoria corta indica que el cuerpo lúteo (que fuera anteriormente el folículo) tal vez no está produciendo la suficiente progesterona para mantener el recubrimiento uterino o un embarazo.

Los supositorios de progesterona ofrecen, a veces, la cantidad necesaria de hormona, y este tratamiento debe comenzar poco después de la ovulación. Se sabrá que la ovulación ha ocurrido cuando el moco fértil pierda su consistencia viscosa, en el último día o al día siguiente. El tratamiento con progesterona continuará hasta que la placenta que rodea el feto produzca suficiente progesterona como para mantener el embarazo.

PROBLEMAS DE LA TIROIDES. El exceso de secreción de la glándula tiroides aumenta el metabolismo. Una mujer con **hipertiroidismo** gastará todo su estrógeno antes de que éste alcance un nivel suficientemente alto para producir la hormona luteinizante y la ovulación. Sin estrógeno suficiente, es posible que ella tampoco tenga suficiente moco fértil. El **hipotiroidismo**, o la baja actividad de la glándula tiroides, hace que el metabolismo sea más lento, por lo que el estrógeno se acumula en el torrente sanguíneo, en lugar de ser eliminado a medida que se requiere. La gráfica correspondiente mostrará muchas temperaturas inusualmente bajas, y un número excesivo de días de moco.[14]

PROBLEMAS DE LAS TROMPAS. Si usted se "ligó" las trompas para un control permanente de la natalidad, o si sus trompas fueron cortadas por accidente durante otra cirugía o una lesión, lo más probable es que el óvulo fecundado no pueda llegar al útero. Las probabilidades de un embarazo en estos casos se reducen a cerca de un 1%. Además, los síntomas del síndrome premenstrual y los cólicos menstruales pueden empeorar.

El tejido cicatrizal producido por una cirugía o una enfermedad inflamatoria pélvica puede inmovilizar o bloquear las trompas e impedir el embarazo.

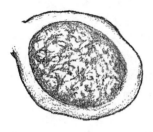

Corte transversal de una trompa de falopio, donde se ve la consistencia esponjosa de su interior

Trompas tapadas. Las trompas no son lisas y huecas, como una manguera de jardín. No se necesita un exceso de obstrucción para impedir que los espermatozoides y el óvulo se desplacen libremente por las trompas. No obstante, los minúsculos espermatozoides pueden nadar hacia arriba a través de una trompa parcialmente ocluída, y pueden unirse con el óvulo; pero al intentar descender por la trompa el óvulo fecundado, de mayor tamaño, puede quedar atrapado. Se produce, entonces, un **embarazo ectópico o tubárico,** que se desarrolla dentro de la trompa y es altamente doloroso y peligroso para la vida de la madre. Por lo general, es necesario eliminarlo con cirugía.

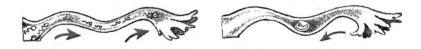

Las enfermedades de transmisión sexual y las infecciones producidas por los dispositivos intrauterinos son las principales causas de los problemas de las trompas. Para disminuir el riesgo de estos problemas, evite el uso de los dispositivos intrauterinos y la promiscuidad; pero, antes que nada, asegúrese de que su pareja no tiene una enfermedad venérea. (*Véanse también:* Adherencias y Enfermedad inflamatoria de la pelvis.)

PROBLEMAS HORMONALES. Un moco confuso, de consistencia cremosa, que se acumula durante mucho tiempo y es seguido de una fase postovulatoria corta, por lo general refleja problemas hormonales. Éste es un patrón típico de mujeres que han suspendido los anticonceptivos orales, o de aquéllas que han estado expuestas, antes de nacer, al DES. Por lo general, los ciclos se normalizan unos meses — e, incluso, unos cuantos años — después de que se suspende la píldora. Algunas mujeres que han tomado anticonceptivos en el pasado, han experimentado con luz para ayudarse a regular sus ciclos y lograr un patrón de moco más definido. (*Véase:* Anticonceptivos orales.)

PROBLEMAS OVÁRICOS. Los problemas ováricos se manifiestan, a veces, a través de un manchado poco corriente o de un patrón de moco irregular. **Los quistes, los tumores o la endometriosis** pueden ser tratados médicamente. **Las infecciones** pueden interrumpir la ovulación y la producción de moco, y también pueden taponar las trompas o producir cicatrices que limitarán aún más las posibilidades de fertilidad. Después de una **radioterapia**, tal vez a causa de un tumor, el restante tejido ovárico sano podrá recuperarse y producir, eventualmente, óvulos viables de nuevo.

Los niveles altos de FSH (hormona foliculostimulante) pueden indicar una **falla ovárica prematura** (menopausia precoz), en la medida en que la pituitaria sigue tratando de estimular unos ovarios no funcionales.

Los ovarios poliquísticos no ovulan, a pesar de tener constantemente niveles altos de LH (hormona luteinizante). Las células grasas de una mujer obesa que tenga esta afección, producirán un exceso de estrógeno a partir de los andrógenos que se acumulan en el ovario. Este estrógeno puede producir un moco constante o intermitente, de tipo fértil.

Si los ovarios han sido totalmente destruidos por la radioterapia, o extirpados quirúrgicamente, la mujer puede deprimirse y perder interés por el sexo, como ocurre con el hombre a quien se le extirpan los testículos. Además, ella dependerá de tratamientos con estrógeno y, obviamente, no tendrá ciclos, ni moco, ni cambios de temperatura. (Véase el acápite sobre la Histerectomía, pág. 102.)

PROBLEMAS UTERINOS. Las infecciones, la cirugía abdominal, un aborto o el uso de un dispositivo intrauterino pueden producir **adherencias o cicatrización** en el interior del útero. El desarrollo del endometrio, la implantación del óvulo y el desarrollo del feto pueden verse afectados, y esto puede traer como consecuencia la infertilidad o un aborto espontáneo. A veces, un procedimiento quirúrgico menor puede ser útil.

Fibromas. Los fibromas son masas que pueden interferir con la fertilidad. Pueden ser extraídos mediante un procedimiento llamado **miomectomía**, o se pueden reducir de tamaño mediante intervenciones de carácter holístico y dietético. La **histerectomía** (la extirpación del útero) no es necesaria. (Véase la página 102.)

La exposición al DES de una niña dentro del útero de su madre puede haber ocasionado deformaciones en su útero, que se harán evidentes al alcanzar la edad madura, tales como un útero en forma de T, un útero dividido o un útero infantil. No obstante, el útero puede tomar una variedad de formas, tamaños

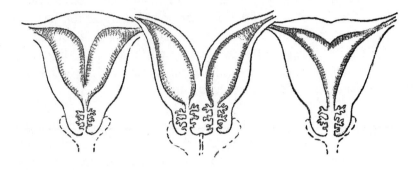

y posiciones, y muchas mujeres con úteros de formas anormales pueden concebir y llevar a término un embarazo. Cada caso es diferente. (*Véase también:* Dietilestilbestrol (DES), hijas del.)

PROLACTINA, elevado nivel de. La prolactina es la hormona que inhibe naturalmente la ovulación, mientras la mujer está en periodo de lactancia. A veces, algunos problemas médicos o ciertas drogas pueden incrementar el nivel de prolactina, e impedir que una mujer que no está en periodo de lactancia pueda quedar embarazada, o que pueda tener un desarrollo normal de su embarazo. Un flujo lechoso que brota de los senos indica un alto nivel de prolactina.

Posibles problemas médicos: Un tumor de la glándula pituitaria, el exceso de estrés o de ejercicio, los problemas renales, la insuficiencia de la tiroides, las enfermedades de las glándulas suprarrenales y los ovarios poliquísticos. *Algunos medicamentos que pueden producir altos niveles de prolactina:* metildopa (aldomet), narcóticos, reserpina, fenotiazina, tranquilizantes y antidepresivos tricíclicos.[15] (*Véase también:* Lactancia.)

RADIOTERAPIA. *Véase:* Infertilidad masculina y Problemas ováricos.

SUBSTANCIAS TÓXICAS. La presencia de substancias tóxicas en el hogar o en el lugar de trabajo puede interferir con la fertilidad tanto masculina como femenina. Las substancias potencialmente nocivas incluyen el alcohol, la cafeína, ciertas drogas (tanto de prescripción médica como "estimulantes"), el humo del cigarrillo, la marihuana, la radioterapia, las substancias químicas como el plomo, los solventes orgánicos, los plaguicidas, el poliestireno, el benceno, el mercurio, los gases anestésicos y el "agente naranja". Por lo general, la fertilidad mejora después de que termina la exposición a estas substancias, a menos que el daño causado ya sea muy severo. Algunas medidas para evitar la exposición a substancias tóxicas incluyen: el uso de guantes, máscaras o ropa protectora, o el traslado a un sitio de trabajo o a un vecindario más sano.

TÉCNICA SEXUAL. Para que una relación sexual traiga como consecuencia un embarazo, es necesario que los espermatozoides entren en el cuello uterino durante la fase fértil, o que, al menos, queden resguardados dentro del moco fértil que se encuentra en la vagina o en los labios vaginales. Una vez que los espermatozoides entran en el moco, pueden nadar hacia arriba por los canales del moco hasta el cuello uterino y, desde allí, hasta el óvulo.

Cómo llevar los espermatozoides hasta el moco. Si el hombre no eyacula, podrían colocarse en el moco que se encuentra en la apertura vaginal, algunas gotas del líquido preeyaculatorio, rico en espermatozoides.

Inseminación. Si el hombre eyacula fuera de la mujer, la pareja puede recoger el líquido seminal y, empleando un recipiente plástico, rociarlo cerca del cuello uterino. El semen debe ser colocado suavemente en la vagina (no dentro del cuello uterino mismo). El moco fértil permitirá que los espermatozoides naden hacia arriba por el cuello uterino. El moco filtrará el líquido seminal, que es altamente tóxico si entra en el útero.

Sexo en exceso. Tenga relaciones sexuales cada tercer día o cada tercer noche durante el periodo fértil, o incluso con menos frecuencia, a fin de permitir que transcurran al menos de 40 a 48 horas entre uno y otro contacto sexual, para que el recuento espermático del hombre aumente.

¿Cuándo tener relaciones sexuales? El último día de moco y el primero o los dos días siguientes son los más fértiles de todos, aunque cualquier día de moco es potencialmente fértil.

TIEMPO, DÉLE TIEMPO AL TIEMPO. Aun las parejas con un nivel normal de fertilidad pueden tener relaciones sexuales durante las fases fértiles de por lo menos seis ciclos, antes de lograr un embarazo.

VASECTOMÍA. Un hombre que se haya practicado la vasectomía, se ha hecho cortar sus *vas deferens*, de modo que los espermatozoides no pueden salir de su cuerpo cuando eyacula. Como resultado, él no puede ser padre. De hecho, puede comenzar a producir anticuerpos contra los miles de millones de espermatozoides que se acumulan en su interior. A veces la vasectomía se puede revertir con éxito, aunque los anticuerpos pueden seguir impidiendo la fertilidad.

Un último comentario

Las parejas que están intentando con vehemencia lograr un embarazo, suelen convertir el acto sexual en una tarea que genera angustia y frustración. Pero cuando usted entiende que la infertilidad es parte del ciclo normal, y sabe cuándo esperarla, usted y su pareja pueden elegir el momento de su relación sexual contando solamente con el otro, en lugar de llorar a un tercero, el hijo, que tal vez no pueda ser concebido en ese momento.

Cuando se desconocen los signos de la fertilidad, es fácil creer que se es totalmente infértil. Sin embargo, una vez que se aprende que el moco hace a la mujer fértil pero sólo por unos pocos días durante cada ciclo, las parejas comienzan a pensar en términos de cuánta fertilidad pueden tener entre ambos en un momento dado. El énfasis del enfoque cambia significativamente, para pasar de la infertilidad a la fertilidad, y de las limitaciones a las oportunidades de lograr la concepción.

NOTAS

1. La experiencia de los instructores del método de la fertilidad S. Cooper y B. Feldman con muchas parejas subfértiles, ha demostrado que ésta es una práctica eficaz.

2. Ver: M. Perloe. *Miracle Babies*. N. Y., Penguin Books, 1987, p. 38. Sin embargo, un médico puede tener registro legal en endocrinología reproductiva y una subespecialidad en infertilidad.

3. Si usted desea contactar un grupo de apoyo para resolver problemas de infertilidad, escriba a: RESOLVE, Inc., 5 Water Street, Arlington, MA 02174.

4. Para mayor información, se recomienda la lectura del libro del Dr. Mark Perloe, *Miracle Babies* (Los bebés milagro), de Penguin Books, que contiene una completa sección sobre infertilidad masculina.

5. J. A. McCoshen. "The role of cervical mucus production in reproduction" (La función de la producción del moco cervical en la reproducción). *Contemporary OB/GYN* (Mayo 1987), p. 100. Este artículo explica una serie de factores involucrados en las interacciones esperma/moco, y analiza específicamente si los anticuerpos espermáticos representan en realidad el problema que se cree que son. "En el caso de una pareja, los dos tenían la más alta concentración de anticuerpos espermáticos que se haya detectado en nuestro laboratorio [para esperma, moco cervical y líquido espermático]. Sin embargo, lograron eventualmente un embarazo sin necesidad de tratamiento".

6. T. W. Hilgers, K. D. Daly, S. K. Hilgers, A. M. Prebil. *The Ovulation Method of Natural Family Planning, a Standardized Case Management Approach to Teaching,* Book One (El método de la ovulación para la planificación familiar natural, una aproximación a la enseñanza basada en el manejo de un caso estándar,

tomo 1). Omaha, Nebraska, Creighton University N.F.P. Education and Research Center, 1982, p. 56.

7. Ver L. Lacey. *Lunaception, A Feminine Odyssey into Fertility and Contraception.* Las experiencias de los profesores S. Cooper y B. Feldman con algunas alumnas de sus cursos sobre Conocimiento de los signos de la fertilidad, confirman igualmente estos hallazgos.

8 E. L. Billings, y A. Westmore. *The Billings Method,* p. 151.

9. G. W. Bates, citado por: J. Graham y S. Ince. "When Thin is not In" (Cuando ser delgada no está de moda). *Self Magazine* (Nov. 1988), p. 197.

10. M. McKay, trabajo presentado en la Conferencia de la Asociación de Profesores del Método de la Ovulación, 1987.

11. *Ibidem.* Si usted desea tener mayor información sobre este tema, contacte a: D.E.S. Action, 2845 24th St., San Francisco, CA 94110, teléfono (415) 826-5060; o las oficinas de D.E.S. Action en New Hyde Park, N.Y., Montreal, Quebec, o Camberwell, Victoria, Australia.

12. Si usted desea mayor información sobre este tema, llame al 1-800-992 - ENDO, o consulte el folleto *Overcoming Endometriosis, New Help from the Endometriosis Association,* de Mary Lou Ballweg y la Endometriosis Assoc., Box 92187, Milwaukee, WI 53202.

13. J. Canfield, G. Noble. Self Esteem Seminars, Pacific Palisades, California.

14. Si usted desea más información sobre este tema le recomendamos leer *Hypothyroidism, the Unsuspected Illness,* de Barnes.

15. M. Perloe. *Op. cit.,* p.133.

INFECCIONES VAGINALES

Una infección vaginal, o lo que se conoce como vaginitis, es una afección dolorosa que causa prurito o comezón en el área vaginal. Se presenta, por lo general, acompañada de un flujo fétido. A veces, la vaginitis es producida por organismos que invaden el área vaginal; en otros casos, es producida por organismos que se encuentran normalmente en la vagina sana, pero que se desarrollan en forma incontrolada.

La dieta, el nivel de estrés, el tipo de ropa que se utiliza y otros hábitos femeninos suelen crear condiciones favorables para el desarrollo de la vaginitis. Algunos cambios sencillos en estos hábitos mejorarán el estado de salud de la mujer. Entre tanto, los remedios caseros para la vaginitis son la forma más eficaz y menos costosa de tratar esta afección. Pero, por favor, no trate de ocultar los olores o los síntomas de la infección con duchas o aerosoles "femeninos", pues estos productos pueden empeorar la situación. (Además, las duchas y los aerosoles pueden estorbar la fertilidad al interferir con la motilidad de los espermatozoides.)

Observación del moco

Si usted tiene una infección vaginal, no deje de observar su moco, pero tenga cuidado de limpiarse con más suavidad. A pesar del flujo producido por la vaginitis, usted aún podrá observar los cambios del moco: de seco a húmedo fértil y, nuevamente, a seco infértil. Pero si su vulva está demasiado irritada para una buena observación del moco, usted podrá utilizar una gráfica de temperatura para conocer el estado de su fertilidad.

Con el objeto de evitar la mutua transferencia de la infección entre los miembros de la pareja, lo mejor es abstenerse de tener contacto sexual, o utilizar condón con mucha precaución. De cualquier forma, la pareja posiblemente tendrá que abstenerse de tener relaciones sexuales, porque éstas pueden resultar muy irritantes o dolorosas para la mujer.

Si usted y su pareja deciden utilizar antibióticos para tratar una infección vaginal, los dos deben hacer el tratamiento para evitar la mutua reinfección. No obstante, la mujer puede tener una vaginitis crónica producida por otras afecciones o por algunas drogas, y, en ese caso, el hombre no debe tomar antibióticos porque la mujer lo estará reinfectando constantemente. Sólo hasta después de que mejore totalmente el estado de salud de la mujer, y ella ya no tenga que tomar los antibióticos que eliminan la flora protectora de la vagina, la pareja podrá iniciar conjuntamente el tratamiento.

Algunas sugerencias de autoayuda para disminuir la incidencia de las infecciones vaginales

- Use únicamente ropa interior de algodón, limpia y seca.

- La vagina posee un sistema de autolimpieza, pero si lo considera necesario, lávese con vinagre y agua una vez por semana.

- No utilice duchas ni aerosoles para la "higiene femenina", pues estos productos perturban la flora vaginal natural y promueven las infecciones.

- Haga ejercicio diariamente para reducir el estrés y mejorar su estado de salud. Incluso una caminada diaria de 10 minutos puede ayudar.

- Practique diariamente ejercicios de relajación o ejercicios para manejar el estrés. Realice más actividades placenteras y relajantes.

- Consuma frutas frescas, sin azúcar, en lugar de postres y helados. Reduzca tanto el azúcar refinada, como los dulcificantes artificiales.

- Evite el uso de los anticonceptivos orales.

- Mientras esté tomando antibióticos o Flagyl para las infecciones vaginales, dúchese con yogur y agua y tome yogur. (Algunas mujeres prefieren utilizar cultivos de lactobacilos acidófilos, en lugar de yogur.)

- Es posible que usted quiera reducir la ingesta de antibióticos, consumiendo menos carnes rojas y blancas de las que se compran en el mercado (los animales para consumo humano son alimentados con hormonas y antibióticos que permanecen en sus carnes). Los antibióticos eliminan parte de la flora útil de la vagina, y permiten la proliferación de la levadura vaginal.

- No utilice protectores higiénicos diariamente, y cambie la toallas higiénicas o los tampones cada tres o cuatro horas.

- Límpiese siempre hacia abajo, de adelante hacia atrás, cuando esté buscando su moco cervical.

- Límpiese también de adelante hacia atrás después de defecar, y enséñele a sus hijas que lo hagan así.

- Mantenga seca su región genital y expuesta al aire, siempre que sea posible. Evite el uso prolongado de ropa húmeda, y de medias pantalón o trusas.

- Algunas mujeres contraen infecciones vaginales durante el embarazo. Terminado el embarazo, la infección debe ceder.

Tipos comunes de infecciones vaginales

Levadura *(Candida albicans),* antiguamente conocida como Monilia.

Síntomas. Flujo blanco, similar al requesón, con un olor fungoso, a levadura o a polvo de hornear; parches blancos en la vagina, la vulva o el cuello uterino; acto sexual doloroso, con resecamiento y prurito vaginal.

Remedios caseros

* Ducha vaginal de vinagre. Hágase diariamente un lavado vaginal con una a dos cucharadas de vinagre blanco disueltas en 3/4 de litro de agua tibia, para restaurar la acidez de la vagina.

* Ducha de yogur. También puede hacerse un lavado vaginal con 4 cucharadas de yogur natural, sin dulce, disuelto en 3/4 de litro de agua, siempre que sienta prurito. Usted se puede lavar dos o tres veces por día, durante por lo menos 3 a 4 días. La ducha de yogur restaura la flora útil de la vagina.

Si continua la infección, y usted no está embarazada, ni está tomando antibióticos o anticonceptivos, consulte a su médico.

Trichomonas *(tricomonas),* un parásito.

Síntomas. Flujo fétido, gris o amarillo verdoso, delgado o espumoso, que puede tener rastros de sangre o pus; prurito, dolor y ardor en la vagina o en la vulva; frecuente necesidad de orinar, sangrado e inflamación de las glándulas pélvicas; la vagina y el cuello uterino presentan manchas rojas (con apariencia de fresas).

Haga que su médico confirme la infección por trichomonas por medio del examen microscópico de una muestra del flujo en solución salina. Un tipo de gonorrea tiene síntomas similares y es importante que usted se trate la infección que realmente tiene.[1]

Síntomas en el hombre. Es posible que los hombres no presenten síntomas, aunque porten el parásito en sus órganos sexuales. Algunos pueden presentar un leve flujo o una sensación de hormigueo en el pene, pero siempre deben recibir tratamiento para evitar que transmitan la infección a sus parejas.

Evite el contacto sexual, o utilice condón, hasta que la infección desaparezca.

Remedios caseros

- Ducha de Yodopovidona solución al 10% (Betadine[R], Bactrodine, Isodine, Yovidona). En primer lugar, lávese con una solución de agua y este medicamento. Disuelva una cucharada del medicamento en 3/4 de litro de agua tibia, y aplíquese la ducha dos veces al día, durante 1 o 2 días máximo. Esto eliminará la mayor parte de los parásitos de la vagina. No utilice esta ducha durante el embarazo.

- Ducha de vinagre y ducha de yogur. Durante la siguiente semana, aplíquese una ducha vaginal diaria. Comience con una ducha de vinagre, disolviendo una o dos cucharadas de vinagre blanco en 3/4 de litro de agua; luego aplíquese una ducha de yogur, disolviendo 4 cucharadas de yogur natural sin azúcar en 3/4 de litro de agua.

Haemophilus, gardnerella, u otra infección bacteriana.

Síntomas. Vagina inflamada y cubierta de pus; vulva inflamada y con prurito; flujo gris-blanquecino, amarillo o café (sanguinolento), fétido. El flujo puede contener moco, pus, sangre o bacterias.

Las bacterias pueden vivir en la uretra del hombre sin producir síntomas. La pareja debe evitar el contacto sexual o usar condón hasta que la infección desaparezca, para evitar la mutua reinfección.

Causas. Una de las causas puede ser el hábito de limpiarse de atrás hacia adelante después de defecar, o cuando se está buscando el moco. También, dejar las toallas higiénicas o los tampones durante demasiado tiempo sin cambiarlos; idealmente, las toallas higiénicas deben ser cambiadas cada 3 a 4 horas. Tener las manos sucias cuando se realiza cualquier manipulación de la vagina es, igualmente, una causa frecuente de infección.

Remedios caseros

La mayoría de las bacterias se pueden eliminar con una ducha de yodopovidona y agua, como la que se describió para el tratamiento de las trichomonas. Aplíquese esta ducha dos veces por día, durante 1 o 2 días. Luego utilice la ducha de yogur y agua una o dos veces por día durante 2 o 3 días, para reponer la flora vaginal normal. Si lo desea, lávese diariamente, durante una semana, con vinagre y agua.

Oxiuros *(Enterobius vermiculares)*

Estos minúsculos gusanos intestinales pueden causar una infección y una irritación vaginal crónica, especialmente si usted vive en el campo o en una zona productora de pollos. Si todos los tratamientos regulares fallan, consulte a su médico.

Las infecciones vaginales pueden impedir el movimiento de los espermatozoides, y, de este modo, son factores de una baja fertilidad.

NOTAS

1. S. Kramer. *Vaginal Infections* (Infecciones vaginales). NFP Advocate.

GLOSARIO

Barrera, o método de barrera. Condón, diafragma, tapón cervical u otro dispositivo utilizado generalmente con espermaticidas, para evitar el ingreso de los espermatozoides al cuello uterino.

Cambio cefálico. Uso de los cambios de forma y posición del cuello uterino para determinar el estado de fertilidad.

Ciclo anovulatorio. Ciclo en el que ningún óvulo es liberado.

Cilios. Minúsculas estructuras vellosas que recubren las trompas de falopio. Los cilios contribuyen a impulsar el óvulo hacia el útero.

Coito interrumpido o *coitus interruptus*. Práctica empleada comúnmente para evitar el embarazo, que consiste en impedir la fecundación retirando el pene de la vagina antes de que se produzca la eyaculación. No obstante, la práctica del coito interrumpido durante la fase fértil puede producir un embarazo, porque el hombre puede tener en la apertura de su pene, mucho antes de eyacular, una gota de líquido seminal llena de espermatozoides, la cual puede penetrar a la vagina dando curso normal a la fecundación.

Concebir. Quedar embarazada.

Concepción. La unión del óvulo femenino y el espermatozoide masculino.

Condón. Método anticonceptivo de barrera que consiste en una funda de plástico o membrana animal que se coloca sobre el pene, para recoger el líquido seminal e impedir el ingreso de los espermatozoides en la vagina. El condón también puede prevenir el traspaso de ciertas bacterias e infecciones entre los miembros de la pareja.

Contacto genital — a — genital. Cualquier contacto entre el pene y la vagina, el pene y la vulva o el semen y el moco fértil.

Criptas cervicales. Pequeños pliegues del cuello uterino que producen el moco cervical, y protegen a los espermatozoides durante la fase fértil.

Cuello uterino. Parte inferior del útero, que se extiende hacia el interior de la vagina. El cuello uterino produce el moco cervical fértil.

Cuerpo lúteo. Después de la ovulación, el folículo que rodea al óvulo durante la maduración se convierte en el cuerpo lúteo. El cuerpo lúteo secreta la hormona progesterona, necesaria para mantener el rico recubrimiento uterino y el embarazo mismo.

Diafragma. Método anticonceptivo que consiste en una barrera plástica redonda, recubierta de crema o gel espermaticida, que se coloca en el interior de la vagina para impedir el ingreso de los espermatozoides al cuello uterino.

Día pico. Último día de moco cervical húmedo, suave, viscoso y/o elástico, o de manchado no menstrual.

Día seco. Día en el que no se presenta moco fértil, a ninguna hora del día o de la noche.

Ducha (vaginal). Lavado de la vagina con agua u otra solución. Por lo general no es necesario utilizarlas porque la vagina se limpia por sí sola. Las duchas son especialmente útiles para el tratamiento de las infecciones vaginales.

Endometrio. Recubrimiento interno del útero. El endometrio se engruesa y se llena de sangre en respuesta a la hormona estrógeno, y mantiene su grosor en respuesta a la hormona progesterona. La menstruación es el desprendimiento del endometrio.

Espermaticida. Gel, crema, espuma, supositorios u otras sustancias destinadas a dañar o eliminar los espermatozoides para impedir el embarazo.

Espermatozoides. Minúsculas células reproductoras masculinas que, después de unirse con el óvulo femenino, pueden generar una nueva vida.

Estrógeno. Hormona femenina, secretada por el folículo que rodea al óvulo en la etapa de maduración dentro del ovario. El estrógeno hace que el recubrimiento uterino se engruese y se llene de sangre, mantiene la temperatura corporal basal baja, suaviza, abre y eleva el cuello uterino, y desencadena la ovulación. Las células grasas convierten los andrógenos suprarrenales en estrógeno, y ayudan a preservar el nivel de estrógeno después de la menopausia.

Eyaculación. Acción mediante la cual el pene expulsa el semen, generalmente después de la estimulación física y/o emocional.

Fase o periodo fértil. Comienza cuando la mujer tiene moco cervical fértil, y termina en la noche del cuarto día seco (sin moco) seguido después del último día de moco.

Fecundación. Fusión del espermatozoide y el óvulo.

Folículo. Cripta o pequeño saco que rodea al óvulo durante la maduración dentro del ovario, y que produce la hormona estrógeno.

Glándula pituitaria. Glándula cerebral que secreta las hormonas que controlan el momento de la ovulación.

Hipotálamo Glándula cerebral que ayuda a controlar los eventos hormonales que conducen a la ovulación.

Hormona. Mensajero químico del organismo.

Hormona foliculostimulante (FSH). Hormona de la glándula pituitaria, que causa el desarrollo del óvulo.

Hormona luteinizante. Hormona de la glándula pituitaria que incita al folículo a romper el lado del ovario, liberando el óvulo.

Implantación. Momento en el cual el óvulo fecundado se instala dentro del recubrimiento uterino enriquecido con sangre.

Menopausia. Etapa de la vida de una mujer, cuando deja de menstruar y de ser fértil.

Menstruación. Fenómeno fisiológico de la vida sexual femenina, mediante el cual periodicamente se desprende y se elimina el recubrimiento uterino enriquecido con sangre. Generalmente, la menstruación tiene lugar dos semanas después de la ovulación (en caso de que la mujer no haya quedado embarazada durante ese ciclo).

Método del conocimiento de los signos de la fertilidad. Método natural de control natal, que utiliza el conocimiento de los signos de la fertilidad para identificar las fases fértiles e infértiles de la mujer. Si usted desea quedar embarazada, debe tener relaciones sexuales durante la fase fértil; pero si desea evitar un embarazo, debe abstenerse o utilizar métodos de barrera durante la fase fértil.

Método de la ovulación. Método natural de control natal que se basa en la observación del moco cervical para identificar las fases fértiles e infértiles de la mujer. Si usted desea quedar embarazada, debe tener relaciones sexuales durante la fase fértil; pero si usted desea evitar el embarazo, debe abstenerse.

Método de la temperatura corporal basal (TCB). Método natural de control natal, que se basa en la observación de la temperatura corporal basal de la mujer para identificar el momento en que termina la ovulación y la mujer sale de la fase fértil.

Método del ritmo. Anticuado método de control natal natural, que intenta calcular el estado de fertilidad de la mujer con base en la duración de sus anteriores ciclos menstruales y en gráficas de temperatura previas.

Método sintotérmico. Método natural de control natal, que se basa en la observación del moco, la temperatura y/o los cambios del cuello uterino para identificar las fases fértiles e infértiles de la mujer. Si usted desea quedar embarazada, debe tener relaciones sexuales durante la fase fértil; pero si usted desea evitar el embarazo, debe abstenerse.

Moco cervical o moco fértil. Substancia húmeda, suave, viscosa y/o elástica que secreta el cuello uterino en respuesta al estrógeno proveniente de los óvulos en proceso de maduración. El moco cervical indica el momento en que la mujer está fértil. Además, el moco nutre y protege los espermatozoides hasta la ovulación, y les permite desplazarse hacia arriba por el cuello uterino.

Ovario. Uno de los dos pequeños órganos reproductores femeninos que contienen los óvulos inmaduros y en proceso de maduración.

Ovulación. Liberación de uno o más óvulos maduros por parte del ovario.

Óvulo. Célula reproductora femenina que, después de unirse con el espermatozoide masculino, puede generar una nueva vida.

Pene. Órgano masculino externo que tiene funciones de reproducción, micción urinaria y respuesta sexual. El semen y los espermatozoides son eyaculados a través de la apertura urinaria, en el extremo del pene.

Progesterona. Hormona secretada por el cuerpo lúteo. Después de la ovulación, la progesterona aumenta la temperatura corporal basal de la mujer, y mantiene tanto el recubrimiento uterino enriquecido con sangre, como el desarrollo del embarazo.

Prolactina. Hormona que estimula la producción de leche durante la lactancia, e inhibe la ovulación.

Recubrimiento uterino. Endometrio.

Relación sexual. Contacto sexual entre el pene y el interior de la vagina. También llamado acto sexual o coito.

Semen. Líquido blanquecino expulsado por el pene, el cual normalmente contiene los espermatozoides.

Temperatura corporal basal. La temperatura de una persona en el momento de despertarse, después de, por lo menos, tres o cuatro horas de sueño.

Testículos. Los dos órganos reproductores masculinos externos, de forma redonda, que producen los espermatozoides y algunas hormonas masculinas.

Trompas de falopio. Tubos o trompas a través de los cuales el óvulo se desplaza hacia el útero.

Útero (matriz). Órgano muscular femenino hueco, que tiene funciones de reproducción y respuesta sexual. Durante cada ciclo, el recubrimiento uterino se desarrolla y luego, si no hay embarazo, es expulsado del organismo en la forma del flujo menstrual. Durante el embarazo, el feto se desarrolla dentro del útero.

Vagina (canal natal). Canal elástico entre el cuello uterino y la vulva. El moco cervical húmedo y viscoso se desliza por las paredes estrechamente unidas de la vagina hasta la apertura vaginal.

Vulva. Apertura externa de la vagina.

APÉNDICE
Instructores, organizaciones y bibliografía

Si usted vive en Estados Unidos o Canadá, y desea tener mayor información sobre los instructores y las organizaciones que trabajan en estos países por la divulgación y el conocimiento de los signos de la fertilidad, a continuación encontrará algunas indicaciones — acompañadas de nombres y direcciones — que podrán orientarla en su aprendizaje de la ciencia de los signos de la fertilidad. Complementariamente hemos agregado una bibliografía recomendada, que le ayudará a ampliar algunos de los aspectos tratados en este libro.

INSTRUCTORES Y ORGANIZACIONES

Alrededor del mundo existen literalmente miles de instructores y organizaciones dedicadas a la enseñanza de los signos de la fertilidad. Los instructores pueden estar incluidos en su directorio telefónico (páginas blancas o amarillas) bajo los siguientes encabezamientos:

- Control natal: Método de la ovulación Billings (Billings Ovulation Method), Método del conocimiento de los signos de la fertilidad (Fertility Awareness Method), Planificación familiar natural (Natural Family Planning), Método de la ovulación (Ovulation Method), Método del ritmo, alternativas al (Rythm Method, alternatives to), Método sintotérmico (Sympto-Thermal Method).
- Iglesia católica.
- Asociaciones de parejas (Couple-to-Couple League).
- Servicios estatales de salud.
- Hospitales: Departamentos de educación o centros de salud para las mujeres. Consulte también la lista de hospitales católi-

cos y recuerde que muchos de ellos tienen nombres de santos.
- Asociaciones de padres (Planned Parenthood).
- Centros comunitarios de mujeres.
- Clínicas o centros de salud para mujeres.
- Hospitales universitarios.

Cuando usted contacte un instructor, asegúrese de averiguar:

- ¿Cuánto tiempo lleva él o ella usando los signos de la fertilidad?
- ¿Comparte él/ella su misma visión del control natural de la fertilidad? Si no la comparte, ¿se sentirá usted cómoda estudiando con esta persona?
- ¿Cuenta el instructor o la instructora con una certificación de una organización reconocida?

Pregúntele a su instructor/instructora si él/ella enseñan el método que usted quiere aprender

- **Método de la ovulación, Método del moco o © Método original Billings de la ovulación.** Estos métodos usan únicamente la observación del moco. Durante la fase fértil, las parejas tienen relaciones sexuales para lograr un embarazo, o se abstienen para evitarlo. También llamado OM (Ovulation Method).

- **Método sintotérmico o Método del moco y la temperatura.** Este método utiliza la observación del moco, más la de la temperatura y/o los cambios en el cuello uterino. Durante la fase fértil, las parejas tienen relaciones sexuales para lograr un embarazo, o se abstienen para evitarlo. También conocido como STM (Sympto-Thermal Method).

- **Método del conocimiento de los signos de la fertilidad.** Usa la observación del moco, y eventualmente la de la temperatura y/o los cambios del cuello uterino. Puede ser empleado por personas que quieran seguir usando, en ciertas ocasiones, los métodos anticonceptivos de barrera. También conocido como FAM (Fertility Awareness Method), se considera que éste es un método de barrera, debido a que contempla el uso de estos métodos como una opción. En general, los especialistas señalan la menor efectividad de este método en la prevención de los embarazos, si se compara con la efectividad de los métodos sintotérmico y de la ovulación.

- **Método del ritmo.** Este es un método anticuado e ineficaz. ¿Por qué querría usted calcular el momento de su fase fértil con base en sus ciclos anteriores, en lugar de aprender a observar su moco para saber, cada día, cuándo puede usted quedar o no quedar embarazada?

Cómo encontrar un instructor

Encuentre un instructor contactando cualquiera de las organizaciones enumeradas en el siguiente cuadro, pero antes recuerde:

- Siempre que escriba a una de estas organizaciones solicitando información o material de apoyo para su aprendizaje, asegúrese de adjuntar un sobre previamente diligenciado (con su dirección y la estampilla respectiva), más una suma de dinero que cubra el costo de los materiales y de su envío.

- Muchos de los grupos enumerados pueden entrenarlo a usted como instructor del control natural de la fertilidad. Consulte las listas de exalumnos de estas organizaciones para encontrar otros instructores que puedan trabajar en su área.

- Los grupos que ofrecen cursos para estudiar en casa hacen posible que usted aprenda a conocer los signos de su fertilidad, sin importar dónde viva.

- La siguiente lista es para su información y constituye sólo un punto de partida para sus investigaciones sobre el control natural de la fertilidad. Ni la autora ni los editores respaldan o recomiendan especialmente los servicios de alguno de los instructores mencionados en este libro.

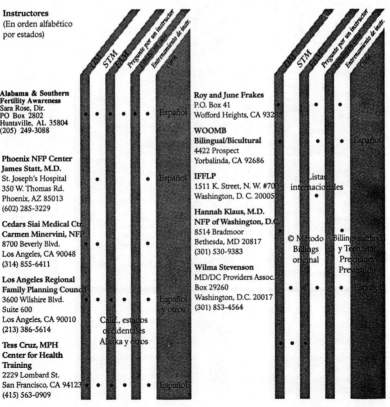

Instructores
(En orden alfabético por estados)

	TCM	STM	BBM	Pregunte por un instructor	listado anual	Entrenamiento de instr.	Otra

Alabama & Southern Fertility Awareness
Sara Rose, Dir.
PO Box 2802
Huntsville, AL 35804
(205) 249-3088
· · · · Español

Phoenix NFP Center
James Statt, M.D.
St. Joseph's Hospital
350 W. Thomas Rd.
Phoenix, AZ 85013
(602) 285-3229
· · Español

Cedars Siai Medical Ctr.
Carmen Minervini, NFP
8700 Beverly Blvd.
Los Angeles, CA 90048
(314) 855-6411
· ·

Los Angeles Regional Family Planning Council
3600 Wilshire Blvd.
Suite 600
Los Angeles, CA 90010
(213) 386-5614
· · · · Español y otros
Calif., estados occidentales Alaska y otros

Tess Cruz, MPH Center for Health Training
2229 Lombard St.
San Francisco, CA 94123
(415) 563-0909
· · · Español

Roy and June Frakes
P.O. Box 41
Wofford Heights, CA 93285
· ·

WOOMB
Bilingual/Bicultural
4422 Prospect
Yorbalinda, CA 92686
· · Español

IFFLP
1511 K. Street, N. W. #700
Washington, D. C. 20005
Listas internacionales
·

Hannah Klaus, M.D.
NFP of Washington, D.C.
8514 Bradmoor
Bethesda, MD 20817
(301) 530-9383
© Método Billings original · Billings method y Teen Star Pregnancy Prevention

Wilma Stevenson
MD/DC Providers Assoc.
Box 29260
Washington, D.C. 20017
(301) 853-4564
· · · Español

Instructores
(En orden alfabético
por estados)

Sharon Dausman
Illinois NFP Assoc.
9230 Winchester Ave.
Chicago, IL 60620
(312) 233-6673
St. Francis Reg. Med. Ctr.
929 N. St. Francis
Wichita, KS 67214
Family Life Info. Ctr.
632 New Scotland Ave.
Cusack 4-8
Albany, NY 12208
(518) 458-2644

KM Associates
Mary Shivanandan
P.O. Box 71041
Chevy Chase, MD 20813

Mary Conroy, R. N.
NFP Dir.
St. Margaret's Hospital
for Women
90 Cushing St.
Boston, MA 02125
(617) 436-8600

Kay Ek, Dir.
Office of NFP
316 N. 7th Ave.
St. Cloud, MN 56303
(612) 252-2100
(800) 864-6225

Aware Center, St. Anthony's
10010 Kennerly Rd.
St. Louis, MO 63128
(314) 525-1622

Fertility Awareness
NFP Services, Inc.
P.O. Box 19875
St. Louis, MO 63144
(314) 968-2596

Kathie Ferrie, NFP
Coord.
Montana Catholic Conf.
Box 1708, Helena,
MT 59624
(406) 442-5761

Kathy Rivet, Coord. for
NFP
Catholic Medical Center
100 McGregor St.
Manchester, NH 03102
(603) 668-3545

Shirley Hoefler
NFP PGM, Administrator
St. Joseph's Hosp.
400 Walter, N. E.
Albuquerque, NM 87102
(505) 848-8231

Margaret Furlong, RN
James Furlong, MD.
Family Life Inf. Ctr.
45 S. Ferry St.
Albany, N.Y. 12202
(518) 463-1176

The Fertility Awareness
Ctr.
Barbara Feldman, Dir.
P.O. Box 2606
New York City 10009
(212) 475-4490

Justin Tubiolo, Dir.
NFP Ed. Rochester, Inc.
Kearney Bldg.
89 Genesee St.
Rochester, NY 14611
(716) 464-8705

John & Kathy Burkhardt
NFP Office
Diocese of Raleigh
300 Cardinal Gibbons Dr.
Raleigh, NC 27606
(919) 821-0350

Couple to Couple League
Box 11184, Cincinnati,
OH 45211

Fertility Awareness Services
Suzannah Cooper-Doyle,
Box 986, Corvallis,
OR 97339
(503) 753-8530

Rose Fuller
Northwest NFP Services
Providence Medical Center
4805 NE Glisan
Portland, OR 97213-2957

Rosemarie Kiesewetter
NFP Administrator
3300 Beale Ave.
Altoona-Johnstown,
PA 16601
(814) 946-3544

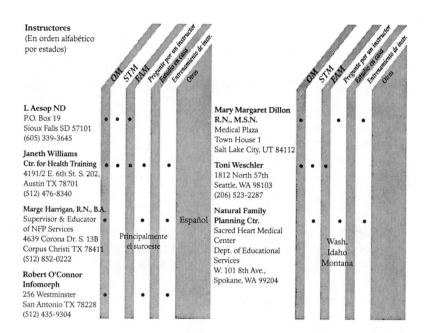

Instructores
(En orden alfabético
por estados)

L Aesop ND
P.O. Box 19
Sioux Falls SD 57101
(605) 339-3645

Janeth Williams
Ctr. for Health Training
4191/2 E. 6th St. S. 202,
Austin TX 78701
(512) 476-8340

Marge Harrigan, R.N., B.A.
Supervisor & Educator
of NFP Services
4639 Corona Dr. S. 13B
Corpus Christi TX 78411
(512) 852-0222

Principalmente
el suroeste

Español

Robert O'Connor
Infomorph
256 Westminster
San Antonio TX 78228
(512) 435-9304

Mary Margaret Dillon
R.N., M.S.N.
Medical Plaza
Town House 1
Salt Lake City, UT 84112

Toni Weschler
1812 North 57th
Seattle, WA 98103
(206) 523-2287

**Natural Family
Planning Ctr.**
Sacred Heart Medical
Center
Dept. of Educational
Services
W. 101 8th Ave.,
Spokane, WA 99204

Wash.
Idaho
Montana

CANADÁ Fertility Management Services (FMS), Justisse Method.
FMS ofrece una completa instrucción sobre los signos de la fertilidad, el manejo avanzado de casos de
patrones de moco poco frecuentes y alergias; y asesoría médica y nutricional.

Existe un intensivo programa de formación profesional en esta área (como Fertility Management Practitioner).
• Suite B 102, 10324 Whyte Ave., Edmonton, Alberta T6E 1Z8; Tel. (403) 433-7564
• Finlandia Pharmacy, 1964 West Broadway, Vancouver, B.C. B6J-1Z2; tel. (604) 733-5323
• 589 St. Clair Ave. West, second floor, Toronto, Ont. M6C-1A6; tel. (416) 656-7659.

Vancouver Women's Health Collective
• Suite 302, 1720 Grant St., Vancouver, B.C. — tel. (604) 225-8285. Clases no sectarias sobre los signos de
la fertilidad y otras clases sobre salud; biblioteca sobre recursos de la salud femenina.

OTRAS FUENTES

Fertility Awareness/Natural Family Planning Resource Directory
Fertility Awareness Services
Suzannah Cooper-Doyle, Editora
© 1988 Small World Publications.
P.O. Box 986-W, Corvallis, OR 97339; tel. (503) 753-8530

Incluye una revisión completa y actualizada de la bibliografía,
los métodos, los recursos didácticos y los grupos de instructores

del control natural de la fertilidad y la planificación familiar natural. También reseña bibliografía, información y grupos que trabajan los temas de la salud femenina y la consciencia general de la salud. Recoge la información disponible sobre temas como DES, infertilidad, embarazo, natalidad, paternidad y educación sexual de los adolescentes. Escrito en un estilo fluido y agradable, este directorio constituye un libro básico de consulta para todas aquellas instituciones o personas interesadas en los temas de la planificación familiar natural, el control natural de la fertilidad y la salud de la mujer.

También disponibles:
Ovulation Method Instruction and Charting Booklet
A Fertility Awareness Self-Instruction Course
Fertility Factsheets
Individual Mucus/BBT charts, full page.

KM Associates
P.O. Box 71041, Chevy Chase, M.D. 20813-1041;
tel. (301) 652-4534.

Aquí usted encontrará libros — *Challenge to Love* incluido — y material informativo sobre parejas que usan la planificación natural, y cómo ésto cambia sus relaciones. También puede suscribirse a *KM Kaleidoscope,* una publicación periódica sobre grupos de planificación familiar natural (incluye listas de correo).

Boston Women's Health Book Collective
47 Nichols Ave., Watertown, MA 02172

Vancouver Women's Health Collective
Suite 302, 1720 Grant St., Vancouver, B. C., Canada
Tel.: (614) 225 8285

Estos grupos hacen interesantes revisiones de libros sobre salud femenina y control natural de la fertilidad.

BIBLIOGRAFÍA RECOMENDADA

Además de los autores que se mencionan a continuación, muchos otros han profundizado en la ciencia de los signos de la fertilidad. Por razones de espacio no ha sido posible incluir una lista completa, sin embargo, entre los primeros en investigar el moco cervical se cuentan J. Brown, H. Burger y E. Odeblad, y J. Roetzer en cuanto a las investigaciones sobre la temperatura.

Aguilar, Nona. *The New No-Pill, No-Risk Birth Control.* New York, Rawson Associates, 1986.

Billings, Evelyn; John Billings y M. Catarinich. *Atlas of the Ovulation Method.* Ovulation Method Research & Reference Center of Australia, 27 Alexandra Pde., North Fitzroy, Victoria, 3068, Australia, © 1973-1989.
La sección sobre lactancia aclara todas las dudas. Libro esencial para los usuarios e instructores de los métodos naturales.

Billings, Evelyn y Ann Westmore. *The Billings Method: Controlling Fertility Without Drugs or Devices.* New York, Random House, 1980 (Existe una edición de Ballantine en pasta blanda).
Completo y fácil de entender, es uno de los mejores libros sobre este tema. Los doctores John y Evelyn Billings han desarrollado el moderno Método de Ovulación Billings (© Billings Ovulation Method).

Boston Women's Health Book Collective. *The New Our Bodies, Ourselves.* Simon & Schuster, 1984.
Aprenda cómo funciona su organismo y lo que usted debe hacer para cuidarlo.

Canfield, Jack y Georgia Noble. *Living and Loving: Couples Seminar, and Self Esteem Seminars Exercises and Tapes.* Self Esteem Seminars, 17156 Palisades Circle, Pacific Palisades, CA 90272. Divertido y práctico. Le ayudará a tener relaciones más amables con usted misma y con los demás.

Cooper-Doyle, Suzannah. *A Fertility Awareness and Natural Family Planning Resource Directory.* © 1988.
_____. *Ovulation Method 3-Year Charting Booklet* (con indicaciones)
_____. *Fertility Awareness Self-Instruction Course.*
_____. *Fertility Factsheets.*
_____. *Individual Mucus/BBT charts*
Libros indispensables para tener en clase y en casa. Fertility Awareness Services, P. O. Box 986-W, Corvallis, OR 97339.

Hilgers, Thomas W.; K. Diane Daly; Susan K. Hilgers; Ann M. Prebil y otros. *Picture Dictionary of the Ovulation Method.*
Excelentes fotografías de los diferentes tipos de moco cervical. Útil ayuda didáctica.
_____. "The Peak Symptom and Estimated Time of Ovulation". *Obstetrics & Gynecology,* Vol. 52 (noviembre 1978).
_____. "The Ovulation Method — Vulvar Observations as an Index of Fertility/Infertility". *Obstetrics & Gynecology,* Vol. 53, N° 1 (enero 1979).
_____. "Natural Family Planning II. Basal Body Temperature and Estimated Time of Ovulation". *Obstetrics & Gynecology,* Vol. 55, N° 3 (marzo 1980).
_____. "Natural Family Planning IV. The Identification of Postovulatory Infertility". *Obstetrics & Gynecology,* Vol. 58, N° 3 (septiembre 1981).

Los artículos son interesantes, aunque se basan en grupos de muestra muy pequeños. Estos trabajos se pueden conseguir en: Pope Paul VI Institute, 6901 Mercy Road, Omaha, Nebraska, 68106.

Federation of Feminist Women's Health Centers. *A New View of a Woman's Body.* New York, Simon and Schuster, 1981.
Guía hermosamente ilustrada y fácil de leer sobre el cuerpo de la mujer y su cuidado. Énfasis en la autoayuda, la información sin restricciones y la ayuda mutua entre mujeres.

Kass-Annese, Barbara y Hal Danzar, M. D. *The Fertility Awareness Workbook.* Printed Matter, Inc., P.O. Box 15246, Atlanta, GA 30333.
Gran formato. Muy apropiado para tener en clase o en casa.

Lacey, Louise, *Lunaception.* McCann & Geoghegan, 1974.
Cómo regular sus ciclos por medio de la luz. Explicación e historia de este fenómeno. Actualmente agotado, es posible conseguir fotocopias autorizadas en: Louise Lacey, P.O. Box 489, Berkely, CA 94701.

Nofziger, Margaret. *A Cooperative Method of Natural Birth Control.* The Book Publishing Company, Summertown, Tennessee, USA 38483, © 1974.
Alegre y fácil de usar.

Shettles, Landrum B. y David M. Rorvik. *Choose your Baby's Sex: the One Sex Selection Method that Works.* New York, Dodd, Mead & Company, 1977.
Explica la relación entre la selección del sexo y el momento de la ovulación. No menciona el moco cervical.

Shivanandan, Mary. *Challenge to Love.* KM Associates, P. O. Box 71041, Chevy Chase, Maryland 20813-1041.

Explora las múltiples facetas de la abstinencia sexual periódica: del resentimiento y la resistencia, a la trascendencia y la unión con la pareja y con Dios. Incluye ejemplos de personas de diferentes religiones y grupos culturales que la practican.

Wilson. Mercedes. *The Ovulation Method of Birth Regulation, The Latest Advances for Achieving or Postponing Pregnancy — Naturally.* Van Nostrand Reinhold Company, 1980.
Destaca la utilización de programa del método de la ovulación en diversos países en desarrollo. Describe el nivel educativo de los usuarios y analiza varios estudios de efectividad. Demuestra que cualquier mujer, sin importar su nivel cultural o educativo, puede usar con éxito — y enseñar — el método de la ovulación. Haga su pedido a: Family of the Americas Foundation, P.O. Box 219, Mandeville, LA 70448, tel. (504) 626-7724.

Winstein, Merryl. *Fertility Awareness, the Natural Way to Plan or Prevent Pregnancy* y *Natural Child Spacing, It's Easy and It Works.* Smooth Stone Press, Box 23911, St. Louis, MO 63119, 1988.
Folletos explicativos de "cómo se hace", escritos en lenguaje sencillo. Ideales para repartir entre todas las personas interesadas en el tema. Adaptados de *Sus signos de fertilidad.*

Vollman, R. F. *The Menstrual Cycle.* W. B. Saunders Co., Philadelphia, 1977.
Exhaustivo estudio y análisis de 20.000 registros de temperatura, reunidos durante 30 años por 656 mujeres. Agotado, consúltelo en bibliotecas médicas.

AGRADECIMIENTOS

Quiero expresar mi más profunda gratitud a los Drs. John y Evelyn Billings, quienes desarrollaron el moderno y simplificado Método de ovulación Billings, y han dedicado sus vidas a promoverlo y enseñarlo a nivel mundial.

Tengo también una profunda deuda de gratitud con las siguientes personas, cuya generosidad y amistad me ayudaron a hacer realidad este libro: Bob Borcherding, por permitirme el uso ilimitado de su computador y su experiencia en sistemas; Suzannah Cooper, de Fertility Awareness Services, quien revisó con entusiasmo cada uno de los borradores de este libro, y compartió conmigo su biblioteca sobre control natural de la fertilidad; Mary Shivanandan, de KM Associates, por su entusiasmo, sus contactos y su visión editorial; la Dra. Evelyn Billings, por su preciso y franco comentario; Barbara Feldman, de Fertility Awareness Center, por sus acertadas y oportunas opiniones y correcciones; y Sara Rose, de Alabama Fertility Awareness Services, y Louise Smith, por su invaluable contribución. Obviamente, también debo agradecer a las muchas lectoras que han mantenido correspondencia conmigo, quienes han aprendido acerca de la fertilidad a través de este libro, y han formulado las preguntas que trato de responder aquí.

Por último, aunque no por ser menos importante, quiero agradecer a mi madre, Sharon Winstein, por enseñarme a confiar en los poderes de mi propio cuerpo, y a mi hermano, Mark Winstein, por compartir conmigo su entusiasmo y su conocimiento del mundo de los negocios. Pero ante todo, quiero expresar mi gratitud con mi amado esposo, Richard Hibbs, quien me alentó y apoyó sin dejar de creer nunca en la importancia de este libro.

ÍNDICE TEMÁTICO

	Día del ciclo	Día de la semana	Fecha	Relación sexual	Símbolo	Descripción del moco	97 / 36	97.5 / 36.4	98 / 36.5	98.5 / 36.9	99 / 37	°F / °C

Mes   **Año**

TEMPERATURA
(Su temperatura puede ser más alta o más baja)

1												
2												
3												
4												
5												
6												
7												
8												
9												
10												
11												
12												
13												
14												
15												
16												
17												
18												
19												
20												
21												
22												
23												
24												
25												
26												
27												
28												
29												
30												
31												
32												
33												

● Menstruación   ⁘ Manchado

☐ Seco   ◼ Moco húmedo, viscoso o elástico

1, 2, 3, 4 *Infértil en la noche del cuarto día seco seguido después del último rastro de moco o de manchado no menstrual.*

	Día del ciclo	Día de la semana	Fecha	Relación sexual	Símbolo	Descripción del moco	97 / 36	97.5 / 36.4	98 / 36.5	98.5 / 36.9	99 / 37 °F / °C

Mes   **Año**

TEMPERATURA
(Su temperatura puede ser más alta o más baja)

1						
2						
3						
4						
5						
6						
7						
8						
9						
10						
11						
12						
13						
14						
15						
16						
17						
18						
19						
20						
21						
22						
23						
24						
25						
26						
27						
28						
29						
30						
31						
32						
33						

● Menstruación   ⁙ Manchado

☐ Seco   ▨ Moco húmedo, viscoso o elástico

1,2,3,4 Infértil en la noche del cuarto día seco seguido después del último rastro de moco o de manchado no menstrual.

Mes ____ Año ____

TEMPERATURA
(Su temperatura puede ser más alta o más baja)

Día del ciclo	*Día de la semana*	*Fecha*	*Relación sexual*	*Símbolo*	*Descripción del moco*	*97 °F / 36 °C*	*97.5 / 36.4*	*98 / 36.5*	*98.5 / 36.9*	*99 °F / 37 °C*
1										
2										
3										
4										
5										
6										
7										
8										
9										
10										
11										
12										
13										
14										
15										
16										
17										
18										
19										
20										
21										
22										
23										
24										
25										
26										
27										
28										
29										
30										
31										
32										
33										

● *Menstruación* ∴ *Manchado*

□ *Seco* ■ *Moco húmedo, viscoso o elástico*

1,2,3,4 Infértil en la noche del cuarto día seco seguido después del último rastro de moco o de manchado no menstrual.

						Mes		Año			
						TEMPERATURA (Su temperatura puede ser más alta o más baja)					
Día del ciclo / *Día de la semana* / *Fecha* / *Relación sexual* / *Símbolo*					*Descripción del moco*	97 / 36	97.5 / 36.4	98 / 36.5	98.5 / 36.9	99 / 37	°F / °C
1											
2											
3											
4											
5											
6											
7											
8											
9											
10											
11											
12											
13											
14											
15											
16											
17											
18											
19											
20											
21											
22											
23											
24											
25											
26											
27											
28											
29											
30											
31											
32											
33											

● Menstruación   ⁘ Manchado

☐ Seco   ▦ Moco húmedo, viscoso o elástico

1,2,3,4 Infértil en la noche del cuarto día seco seguido después del último rastro de moco o de manchado no menstrual.

						Mes				Año	

Día del ciclo	Día de la semana	Fecha	Relación sexual	Símbolo	Descripción del moco	97 / 36	97.5 / 36.4	98 / 36.5	98.5 / 36.9	99 / 37	°F / °C

TEMPERATURA
(Su temperatura puede ser más alta o más baja)

Día del ciclo
1
2
3
4
5
6
7
8
9
10
11
12
13
14
15
16
17
18
19
20
21
22
23
24
25
26
27
28
29
30
31
32
33

● Menstruación •• Manchado

☐ Seco ■ Moco húmedo, viscoso o elástico

1,2,3,4 Infértil en la noche del cuarto día seco seguido después del último rastro de moco o de manchado no menstrual.

					Mes		Año			
Día del ciclo	Día de la semana	Fecha	Relación sexual	Símbolo	Descripción del moco	TEMPERATURA (Su temperatura puede ser más alta o más baja)				

Día del ciclo	Descripción del moco	97 / 36	97.5 / 36.4	98 / 36.5	98.5 / 36.9	99 °F / 37 °C
1						
2						
3						
4						
5						
6						
7						
8						
9						
10						
11						
12						
13						
14						
15						
16						
17						
18						
19						
20						
21						
22						
23						
24						
25						
26						
27						
28						
29						
30						
31						
32						
33						

● Menstruación   ∴ Manchado

☐ Seco   ▥ Moco húmedo, viscoso o elástico

1,2,3,4 Infértil en la noche del cuarto día seco seguido después del último rastro de moco o de manchado no menstrual.

					Mes		Año		

TEMPERATURA
(Su temperatura puede ser más alta o más baja)

Día del ciclo	*Día de la semana*	*Fecha*	*Relación sexual*	*Símbolo*	*Descripción del moco*	97 / 36	97.5 / 36.4	98 / 36.5	98.5 / 36.9	99 / 37 °F / °C
1										
2										
3										
4										
5										
6										
7										
8										
9										
10										
11										
12										
13										
14										
15										
16										
17										
18										
19										
20										
21										
22										
23										
24										
25										
26										
27										
28										
29										
30										
31										
32										
33										

● *Menstruación*   ⁝• *Manchado*

☐ *Seco*   ▨ *Moco húmedo, viscoso o elástico*

1,2,3,4 Infértil en la noche del cuarto día seco seguido después del último rastro de moco o de manchado no menstrual.

Día del ciclo	Día de la semana	Fecha	Relación sexual	Símbolo	Descripción del moco	97 / 36	97.5 / 36.4	98 / 36.5	98.5 / 36.9	99 / 37 °F °C

TEMPERATURA
(Su temperatura puede ser
más alta o más baja)

					Descripción del moco	97 / 36	97.5 / 36.4	98 / 36.5	98.5 / 36.9	99 / 37 °F / °C
1										
2										
3										
4										
5										
6										
7										
8										
9										
10										
11										
12										
13										
14										
15										
16										
17										
18										
19										
20										
21										
22										
23										
24										
25										
26										
27										
28										
29										
30										
31										
32										
33										

● Menstruación   ⋮• Manchado

☐ Seco   ■ Moco húmedo, viscoso o elástico

*1,2,3,4 Infértil en la noche del cuarto día seco seguido después
del último rastro de moco o de manchado no menstrual.*

	Día del ciclo	Día de la semana	Fecha	Relación sexual	Símbolo	Descripción del moco	Mes				Año	
										TEMPERATURA *(Su temperatura puede ser más alta o más baja)*		
							97	97.5	98	98.5	99	°F
							36	36.4	36.5	36.9	37	°C
1												
2												
3												
4												
5												
6												
7												
8												
9												
10												
11												
12												
13												
14												
15												
16												
17												
18												
19												
20												
21												
22												
23												
24												
25												
26												
27												
28												
29												
30												
31												
32												
33												

● Menstruación   ⁂ Manchado

□ Seco   ■ Moco húmedo, viscoso o elástico

1,2,3,4 Infértil en la noche del cuarto día seco seguido después del último rastro de moco o de manchado no menstrual.

Si su librería no tiene
SUS SIGNOS DE FERTILIDAD,
puede fácilmente encargar su copia a Smooth Stone Press
en español o en inglés

_____ Una copia, $12.95, más $1.75 para gastos de envío.

_____ Cinco copias, $10.95 cada una, más $5.00 para gastos
de envío.

_____ Diez copias, $8.95 cada una, más $6.50 para gastos de envío.

Por favor escríbanos si desea descuentos por grandes cantidades.
Residentes de Missouri por favor añadan el 6% del impuesto por venta.

Quiero _____ copias en español y _____ copias en inglés.

Nombre _____

Calle _____

Ciudad _____ Estado/Código postal _____

Teléfono (_____) _____

Cómo se enteró de este libro _____

_____

Para recibir sus libros, sólo rellene este cupón, y envíelo con su
cheque o giro postal a:

SMOOTH STONE PRESS

P.O. Box 19875
St. Louis, Missouri, USA 63144

Si su librería no tiene
SUS SIGNOS DE FERTILIDAD,
puede fácilmente encargar su copia a Smooth Stone Press
en español o en inglés

_____ Una copia, $12.95, más $1.75 para gastos de envío.

_____ Cinco copias, $10.95 cada una, más $5.00 para gastos
de envío.

_____ Diez copias, $8.95 cada una, más $6.50 para gastos de envío.

Por favor escríbanos si desea descuentos por grandes cantidades.
Residentes de Missouri por favor añadan el 6% del impuesto por venta.

Quiero _____ copias en español y _____copias en inglés.

Nombre _____

Calle _____

Ciudad_____ Estado/Código postal _____

Teléfono (_____) _____

Cómo se enteró de este libro _____

_____

Para recibir sus libros, sólo rellene este cupón, y envíelo con su
cheque o giro postal a:

SMOOTH STONE PRESS
P.O. Box 19875
St. Louis, Missouri, USA 63144